ANDREA MALZONE

IN FORMA CORRENDO

Come Allenarsi con la Corsa per Migliorare la tua Salute e Scolpire il tuo Fisico

Titolo

"IN FORMA CORRENDO"

Autore

Andrea Malzone

Editore

Bruno Editore

Sito internet

http://www.brunoeditore.it

Sommario

Introduzione

Nella vita ho praticato molti sport, ma tra quelli cui ho dedicato maggiore impegno e studio devo sicuramente citare la corsa. Credo che le sensazioni che mi ha dato questa disciplina non me le abbia mai date nessun altro sport, a parte la pesistica, l'altra mia grande passione. Spesso molti iniziano a correre per perdere i chili di troppo ma, con il tempo, non è più questo il motivo principale.

Si continua per le sensazioni che può dare, per il benessere, non solo fisico ma soprattutto di tipo "cerebrale", che ne deriva. Nel mio caso, per esempio, se mentre corro mi capita di pensare al mio lavoro, cercando di trovare nuove idee o strategie, mi accorgo che tutto mi risulta più semplice, perché la mia mente è libera dai pensieri negativi (e chi non ne ha...) e, allo stesso tempo, riesco a essere anche più lucido sul da farsi e soprattutto più ottimista.

Tutto ciò mi da quella marcia in più che spesso viene a mancare a tanta gente. Oltre a questo, ovviamente, la corsa porta benefici anche dal punto di vista fisico.

In questo corso vi fornirò tante informazioni su come allenarvi sia che non abbiate mai corso in vita vostra sia che lo abbiate già fatto, ma mai con costanza. Tanta gente vorrebbe iniziare ma non sa da dove partire. E io voglio aiutarvi proprio dandovi le informazioni indispensabili per dedicarvi al meglio a questa disciplina, senza perdite di tempo.

Parlerò di allenamento sia su strada sia in palestra, dell'abbigliamento del runner, dell'alimentazione necessaria per migliorare le vostre prestazioni e di altro ancora.

Iniziamo!

CAPITOLO 1:
Come iniziare ad allenarsi

In questo primo capitolo vi spiegherò come impostare la prima fase dell'allenamento. L'obiettivo ora è iniziare a compiere i primi passi nel mondo della corsa. Poiché in questo corso tratterò nello specifico dell'allenamento del principiante, occorre fare una prima distinzione. In questa categoria rientrano sia coloro che non hanno mai praticato questa disciplina sia coloro che hanno praticato sport in cui è necessario correre, per esempio i classici sport di squadra come il calcio o il rugby, ma non si sono mai cimentati nella corsa su strada in modo esclusivo.

Nel primo caso sono soggetti che spesso iniziano, come ho detto, con l'intento di dimagrire, insomma, di perdere quei chili di troppo. L'allenamento del principiante, specie per chi non ha mai praticato tale attività, sarà finalizzato, almeno inizialmente, a poter percorrere un buon chilometraggio senza patire eccessiva fatica.

Devo dire la verità: la fase iniziale è la più dura, specie per chi non ha mai fatto sport, e vi assicuro che ce ne è di gente che nella sua vita non si è mai decisa a iniziare. Purtroppo, però, con il trascorrere degli anni i chili aumentano, e il giro vita di conseguenza, i vestiti non calzano più come dieci anni prima, dopo appena una rampa di scale il cuore è a mille. Allora scatta qualcosa dentro e si pensa tra sé e sé: «Forse è arrivato il momento di darsi da fare».

Prima di parlare di come iniziare questa splendida avventura, però, è necessario aprire una breve parentesi su un argomento non certo trascurabile, ovvero la scelta dell'abbigliamento e, in particolare, delle calzature, perché sarà la prima cosa a cui dovrete pensare. Vi racconto una breve storia che mi riguarda personalmente.

Tanti anni fa, quando ignoravo l'importanza di certe cose, mi allenavo duramente con un vecchio modello di scarpe da ginnastica. Credevo che un modello o un altro non facessero la differenza. Purtroppo un giorno venni colto da una brutta tendinite. Non riuscivo più a correre, dovetti recuperare e star fermo diverso tempo. Mi recai in un negozio specializzato portandole con me e spiegai cosa fosse accaduto e appena le feci vedere ci fu una risata generale: «Ma che scarpe sono queste? Non sono per chi vuole correre, al massimo ci fai palestra!» Rimasi molto sorpreso e deluso, ma capii anche che forse una delle cause dei miei problemi era l'uso di scarpe inadatte a questo tipo di sport.

Vi ho voluto raccontare questa storiella perché tanta gente che desidera correre, anche solo un paio di volte alla settimana, sottovaluta la loro importanza. Ogni atleta, in base alle sue caratteristiche, deve scegliere il modello più adatto. Non sono affatto tutti uguali; anzi, in commercio si trovano sia modelli molto leggeri, adatti soprattutto ad atleti di un certo livello con un'eccepibile tecnica di corsa, sia modelli dal peso maggiore e più ammortizzanti, ideali per chi è invece sovrappeso e, tecnicamente parlando, non corre neanche tanto bene.

Vi sono poi dei modelli intermedi, sia per peso che per capacità di ammortizzare gli impatti, e sono quelli maggiormente utilizzati dai runner di livello amatoriale. La scarpa è forse il capo d'abbigliamento più importante perché è quello che, più di altri, vi proteggerà dai possibili infortuni nel corso della vostra carriera sportiva. Il mio consiglio è quello di recarvi presso negozi specializzati in cui i dipendenti siano loro stessi degli atleti dediti al podismo in modo da potervi consigliare la scarpa giusta.

SEGRETO n. 1: utilizzare scarpe tecniche e di buona qualità vi assicurerà protezione dagli infortuni: rivolgetevi a negozi specializzati in modo da acquistare il modello più adatto alle vostre caratteristiche.

Detto questo, riprendiamo il nostro discorso su come iniziare ad allenarci. La prima volta che percorrerete una certa distanza, nel caso in cui non abbiate mai praticato questo sport, vi consiglio di fare affidamento, come unità di misura, più al tempo che ai metri percorsi. Per cui potreste iniziare con brevi tratti di 1-2 minuti, alternati a tratti eseguiti al passo della medesima durata.

Ripeterete questo schema per 4-5 volte nelle prime sedute. Con il tempo, i minuti percorsi correndo dovranno aumentare progressivamente fino a quando riuscirete a farlo per una ventina di minuti senza dovervi fermare. L'obiettivo di questa prima fase è correre 30 minuti di fila.

SEGRETO n. 2: alternare fasi di corsa a fasi di cammino vi aiuterà a prendere confidenza con la corsa; in questo modo sarete in grado di percorrere un buon chilometraggio.

Non ponetevi obiettivi troppo onerosi dal punto di vista fisico. Cercare di accorciare i tempi è una delle principali cause di infortunio e, quindi, di abbandono. Tentare invece di arrivare in modo graduale all'obiettivo vi preserverà da fastidiose infiammazioni muscolo-tendinee e, soprattutto, vi motiverà a dare sempre qualcosa in più ogni volta. Ricordate che avete tanto tempo per potervi allenare, per cui non abbiate fretta. Vedrete come, grazie a una corretta progressione e seguendo questi semplici consigli, arriverete a percorrere un numero di chilometri che non avreste mai pensato.

Voglio darvi un programma che vi aiuterà a raggiungere il primo obiettivo. È ideale per chi non ha mai corso. Ha una durata di 2 mesi, durante i quali vi allenerete 3 volte a settimana. Ho scelto i giorni dispari, ma potete benissimo farlo in alternativa nei giorni pari. Fate comunque trascorrere un giorno di riposo tra una seduta e l'altra.

Prima settimana

Lunedì: 1 minuto di corsa + 1,30 secondi al passo per 5 volte.

Mercoledì: come lunedì.

Venerdì: portate a 6 il numero di ripetizioni.

Seconda settimana

Lunedì: 1,30 secondi di corsa + 1,30 al passo per 5 volte.

Mercoledì: come lunedì.

Venerdì: portate a 6 il numero di ripetizioni.

Terza settimana

Lunedì: 2 minuti di corsa + 1 minuto al passo x 5 volte.

Mercoledì: come lunedì.

Venerdì: portate a 6 il numero di ripetizioni.

Quarta settimana

Lunedì: 2,30 secondi corsa + 1 minuto al passo x 6 volte.

Mercoledì: come lunedì.

Venerdì: 3 minuti di corsa + 1 minuto al passo x 5 volte.

Quinta settimana

Lunedì: 4 minuti di corsa + 1 minuto di cammino x 4 volte.

Mercoledì: come lunedì.

Venerdì: 5 minuti di corsa + 1 minuto di cammino x 4 volte.

Sesta settimana

Lunedì: 2 tratti da 8 minuti intervallati da 2-3 minuti di cammino.

Mercoledì: come lunedì.

Venerdì: 2 tratti da 10 minuti intervallati da 2-3 minuti di cammino.

Settima settimana

Lunedì: 1 tratto di 12-15 minuti, 2-3 minuti di recupero, 1 tratto da 8-10 minuti.

Mercoledì: 1 tratto da 15 minuti.

Venerdì: 2 tratti da 15 minuti intervallati da 2-3 minuti di cammino.

Ottava settimana

Lunedì: 1 tratto da 20 minuti

Mercoledì: 1 tratto da 15 minuti

Venerdì: 1 tratto da 25-30 minuti

Ovviamente, questo è un esempio di come potreste impostare questa prima fase. Tuttavia, nel caso in cui un giorno non vi sentiate in forma, non dovrete necessariamente allenarvi. Potrete benissimo rimandare al giorno dopo. Così come nel caso in cui dovreste eseguire un certo minutaggio, diciamo così, se lo ritenete necessario potrete sempre ridurlo. Adattate la progressione alle vostre capacità e sensazioni fisiche.

Spesso una domanda che mi viene posta è: «Quale deve essere la mia andatura? Devo correre lentamente o posso accelerare un po'?» In questa prima fase, il ritmo deve essere molto tranquillo. Quando correte, voglio che siate in grado di parlare e non che abbiate il classico fiatone. Non è consigliabile neanche quella che in gergo si chiama respirazione leggermente impegnata.

SEGRETO n. 3: se lo ritenete necessario riposate, perché, per migliorare, il recupero è indispensabile quanto un buon allenamento; adottate un ritmo lento, che vi consenta di percorrere un bel po' di strada, che è l'obiettivo della prima fase.

Ecco alcuni consigli per migliorare la vostra tecnica di corsa:

- Correte senza sollevare eccessivamente i piedi dal suolo, adottando una corsa "piatta", come si dice in gergo. Vi stancherete meno e non subirete violenti impatti, specie se siete in sovrappeso.
- Le braccia, le spalle, il viso e le mani dovranno essere costantemente rilassati; non serrate i pugni ma tenete le mani semichiuse.
- Non atterrate o correte sulla punta dei piedi poiché potrebbe causare notevoli stress articolari specie a livello delle caviglie e delle ginocchia. Dovrete attuare un rapido appoggio tallone-punta.
- Non fate passi eccessivamente lunghi, meglio passi brevi e rapidi.

Queste sono semplici indicazioni che vi aiuteranno lungo il vostro percorso. Quando sarete in grado di correre questi primi 30 minuti, vi assicuro che tutto vi sembrerà più semplice. Il peggio è passato.

SEGRETO n. 4: adottare la giusta tecnica di corsa vi aiuterà a stancarvi meno; quando correte, rilassatevi e non contraete eccessivamente la muscolatura, il segreto è tutto qui.

Nel caso in cui apparteniate alla categoria dei principianti che però in passato hanno già praticato uno sport in cui è presente la corsa, il discorso è diverso. Essendo già abituati a questo tipo di attività, potranno più facilmente coprire una certa distanza. L'errore che in genere fanno questi atleti è proprio quello di voler strafare sin dall'inizio. In questo caso vi consiglio di partire moderatamente e aumentare il numero di chilometri in modo graduale. Se appartenete a questa categoria, il primo obiettivo sarà correre 10 chilometri di fila, nel caso in cui non lo abbiate mai fatto o non ci riusciate ancora. Pertanto ora faremo riferimento alla distanza e non più al tempo. Ecco una progressione di 6 settimane utile a questo scopo.

Prima settimana

Lunedì: 4 km.

Mercoledì: 4 km.

Venerdì: 5 km + 5 allunghi di 80-100 m.

Seconda settimana

Lunedì: 5 km.

Mercoledì: 4 km.

Venerdì: 6 km + 5 allunghi di 80-100 m.

Terza settimana

Lunedì: 6 km + 5 allunghi di 80-100 m.

Mercoledì: 5 km.

Venerdì: 7 km + 5 allunghi di 80-100 m.

Quarta settimana

Lunedì: 7 km + 5 allunghi di 80-100 m.

Mercoledì: 5 km.

Venerdì: 8 km + 5 allunghi di 80-100 m.

Quinta settimana

Lunedì: 5 km.

Mercoledì: 6 km.

Venerdì: 5 km.

Sesta settimana

Lunedì: 8 km + 5 allunghi di 80-100 m.

Mercoledì: 6 km.

Venerdì: 10 km + 5 allunghi di 80-100 m.

Anche in questo caso, raccomando un'andatura facilmente sostenibile, senza provare eccessivo affaticamento. Al termine di ogni seduta, vi consiglio di eseguire degli allunghi durante i quali aumenterete leggermente la velocità di corsa. Il loro scopo è quello di "svegliare" le gambe, soprattutto se si sono percorsi un certo numero di chilometri a ritmo moderato. Inoltre hanno anche un vantaggio dal punto di vista tecnico visto che correre costantemente a basse velocità non consente di esprimere una tecnica di corsa ottimale.

Gli allunghi dovranno essere eseguiti su una distanza di circa 80-

100 m. 4-6 allunghi con un recupero tra ciascuno di essi di 45-60 secondi sono più che sufficienti per dare una scossa ottimale a fine allenamento.

SEGRETO n. 5: eseguire degli allunghi a fine allenamento è un ottimo metodo sia per svegliare le gambe – specie se avete percorso numerosi chilometri a bassa velocità – sia per migliorare la tecnica.

Dopo che il principiante ha raggiunto il suo primo obiettivo, il lavoro da fare, a seconda che appartenga alla prima o alla seconda categoria, diventa diverso. Infatti, il vero principiante (chiamiamolo così) deve finalizzare il suo programma all'aumento delle distanze percorse. Il secondo traguardo è percorrere 10 chilometri in modo agevole, pertanto è utile seguire la progressione vista poc'anzi. Nel caso invece degli appartenenti alla seconda categoria, oltre a dover percorrere più chilometri rispetto alla prima fase, dovranno velocizzare i propri ritmi. Ricordiamo che si tratta comunque di soggetti abituati a un certo tipo di lavoro, per cui inseriremo dei lavori più specifici aumentandone l'intensità.

Desidero concludere questo primo capitolo parlando di un elemento base di ogni allenamento: il riscaldamento. Eseguire un buon riscaldamento è importante per tutta una serie di motivi:

- consente di migliorare il flusso sanguigno a livello dei vari organi come muscoli e cuore;
- consente di aumentare la temperatura corporea;
- migliora l'attivazione del sistema nervoso;
- migliora la mobilità articolare.

Tutto questo riduce la possibilità di infortuni. Ma come deve essere effettuato il riscaldamento? Premesso che ogni atleta ha, diciamo così, un suo modo di "riscaldarsi", voglio darvi una procedura a seconda del tipo di lavoro da eseguire.

Ritornando al caso del principiante, possiamo dire che non vi è necessità di un vero e proprio riscaldamento, poiché l'andatura da mantenere nel corso dell'allenamento è moderata; è come se il riscaldamento fosse già incluso nel momento in cui parte. Il discorso cambia quando l'atleta deve effettuare una seduta più impegnativa durante la quale andrà a sfruttare metodi come, per esempio, l'Interval training, le Ripetute, il Corto veloce, che stressano in modo importante la struttura muscolo-tendinea oltre all'apparato cardiocircolatorio. In questo caso è necessario riscaldarsi in modo adeguato.

Ecco allora un esempio di come potreste eseguirlo:

- 10 minuti di corsa blanda;
- 5 minuti di esercizi di mobilità articolare per caviglia, anche, spalle, dorso;
- 10 minuti di corsa aumentando progressivamente il ritmo e concludendo con 4-6 allunghi di 80-100 m;
- recuperare 2-3 minuti e iniziare la seduta vera e propria.

SEGRETO n. 6: il riscaldamento è una parte fondamentale di ogni vostra seduta specie se dovete correre a un ritmo più sostenuto.

Molti si staranno chiedendo: «Ma lo stretching non lo facciamo durante il warm up?». Devo dire la verità, sono riluttante a far eseguire dello stretching prima di una seduta impegnativa. Molti studi, oltre alle tante esperienze sul campo, hanno dimostrato che praticarlo prima di un'attività di una certa intensità possa aumentare il rischio d'infortuni muscolari. Vi consiglio di farlo a fine seduta ma non prima, a meno che il vostro allenamento non sia rappresentato da una corsa lenta. Meglio ancora nel giorno di recupero.

Durante l'esecuzione, una volta raggiunta la posizione di allungamento, mantenetela per 20-30 secondi. Non forzate la fase di allungo, non dovete percepire dolore o fastidio. Ecco alcuni semplici esercizi che potrete praticare in tutta tranquillità:

Ischiocrurali

In questo esercizio, per migliorare l'esecuzione, potrete usare una banda elastica (come nella foto) o anche un asciugamano. Sdraiatevi a terra e, dopo aver infilato il piede all'interno della banda o di un asciugamano, distendete completamente la coscia e posizionate il piede "a martello", cioè con punta rivolta verso di voi. Mantenete la posizione per 30 secondi. Ripetete poi sull'altro lato. Eseguite 3 set da 30 secondi per ciascun lato.

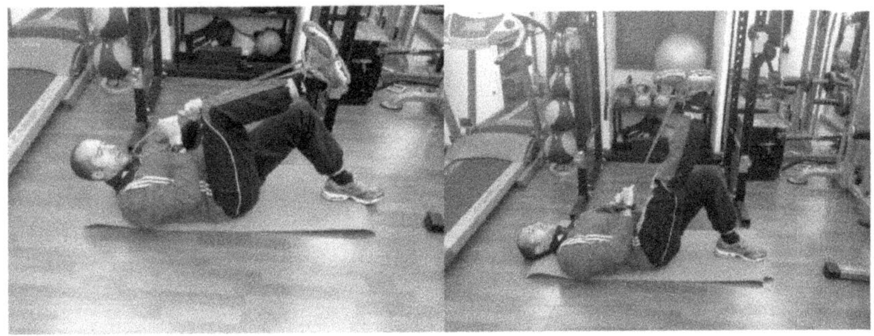

Quadricipiti

Posizionatevi come nella foto e afferrate con la mano sinistra il piede destro. Tirate la gamba verso la coscia e mantenete la posizione per 30 secondi. Ripetete poi sull'altro lato. Eseguite 3 set da 30 secondi per ciascun lato.

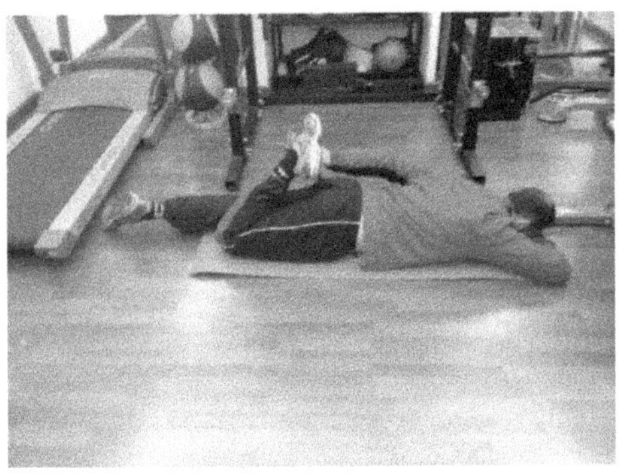

Adduttori

Distesi, con le piante dei piedi a contatto e le mani sulle cosce. Da questa posizione, dolcemente, fate pressione con le mani verso l'esterno percependo l'allungamento della parte interna delle cosce. Mantenete la posizione per 30 secondi. Eseguite 3 set da 30 secondi.

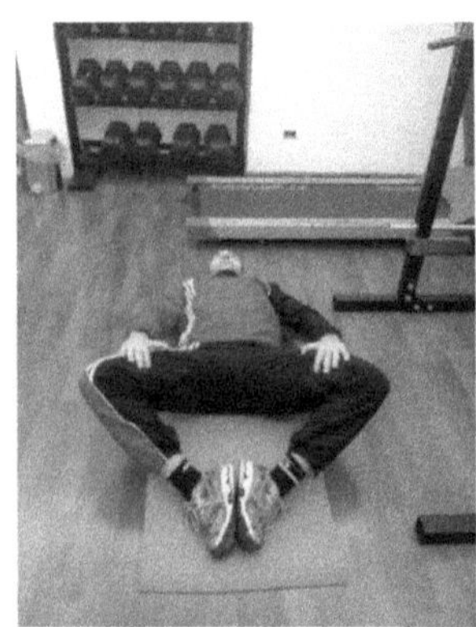

Glutei

Posizionate la gamba destra sul ginocchio sinistro come nella foto. Da questa posizione, sollevate la gamba sinistra fino ad averla parallela al pavimento e portatela verso di voi. In questo modo, sentirete allungare il gluteo destro. Mantenete la posizione per 30 secondi. Ripetete poi sull'altro lato. Eseguite 3 set da 30 secondi per ciascun lato.

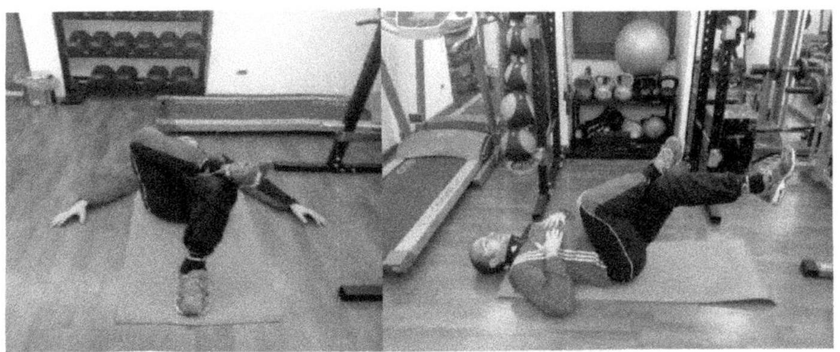

Polpacci

Appoggiatevi al muro o a un rack con le mani, posizionando il piede destro più indietro di 30-60 cm rispetto al sinistro. Da questa posizione, inclinandovi in avanti, distendete completamente la coscia destra e piegate leggermente il ginocchio sinistro. Mantenete la posizione per 30 secondi. Ripetete poi sull'altro lato. Eseguite 3 set da 30 secondi per ciascun lato.

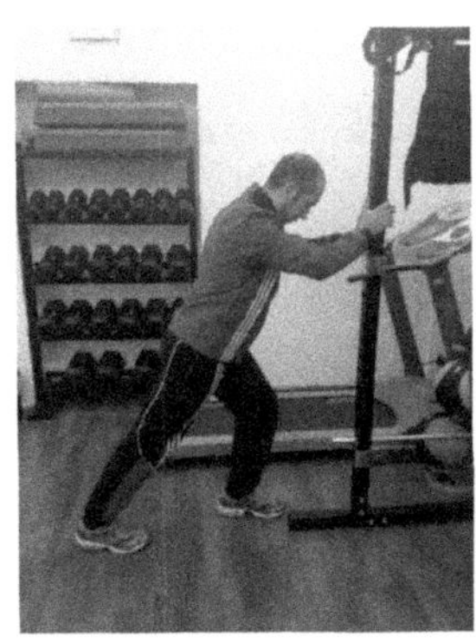

Tendine di Achille

Stessa posizione dell'esercizio precedente. Ora piuttosto che distendere la coscia destra, piegate leggermente il ginocchio destro tenendo il tallone a terra e rimanendo dritti, senza inclinarvi in avanti. Mantenete la posizione per 30 secondi. Ripetete poi sull'altro lato. Eseguite 3 set da 30 secondi per ciascun lato.

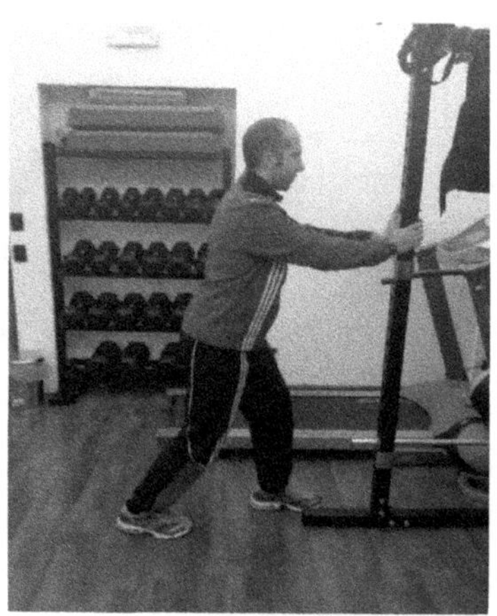

Flessori dell'anca

Posizionatevi come nella foto: braccia distese in alto sopra la testa, busto dritto, gamba destra più avanti rispetto alla sinistra, angolo di 90 gradi tra la coscia e la gamba destra. Da questa posizione, portate le anche e il ginocchio destro in avanti, percependo l'allungamento nei pressi della regione inguinale. Mantenete la posizione per 30 secondi. Ripetete poi sull'altro lato. Eseguite 3 set da 30 secondi per ciascun lato.

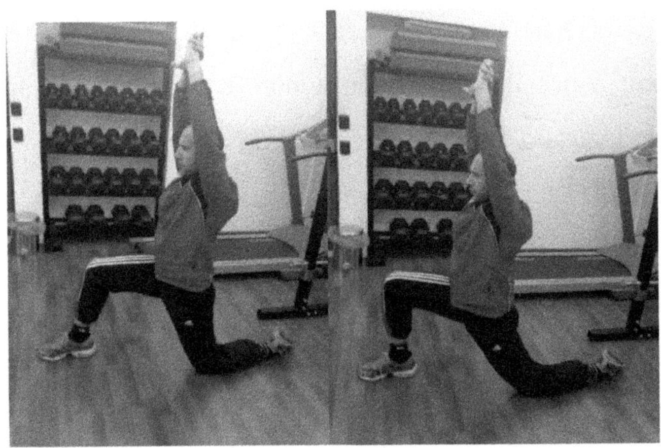

SEGRETO n. 7: lo stretching è un ulteriore importante componente della preparazione: fatelo al momento giusto a seconda delle metodiche che andrete a adoperare.

RIEPILOGO DEL CAPITOLO 1:

- SEGRETO n. 1: utilizzare scarpe tecniche e di buona qualità vi assicurerà protezione dagli infortuni: rivolgetevi a negozi specializzati in modo da acquistare il modello più adatto alle vostre caratteristiche.
- SEGRETO n. 2: alternare fasi di corsa a fasi di cammino vi aiuterà a prendere confidenza con la corsa; in questo modo sarete in grado di percorrere un buon chilometraggio.
- SEGRETO n. 3: se lo ritenete necessario riposate, perché, per migliorare, il recupero è indispensabile quanto un buon allenamento; adottate un ritmo lento, che vi consenta di percorrere un bel po' di strada, che è l'obiettivo della prima fase.
- SEGRETO n. 4: adottare la giusta tecnica di corsa vi aiuterà a stancarvi meno; quando correte, rilassatevi e non contraete eccessivamente la muscolatura, il segreto è tutto qui.
- SEGRETO n. 5: eseguire degli allunghi a fine allenamento è un ottimo metodo sia per svegliare le gambe – specie se avete percorso numerosi chilometri a bassa velocità – sia per migliorare la tecnica.
- SEGRETO n. 6: il riscaldamento è una parte fondamentale di

ogni vostra seduta specie se dovete correre a un ritmo più sostenuto.

- SEGRETO n. 7: lo stretching è un ulteriore importante componente della preparazione: fatelo al momento giusto a seconda delle metodiche che andrete a adoperare.

CAPITOLO 2:
Come migliorare i propri tempi

Nell'ambito della preparazione atletica di un runner, troviamo numerosi metodi di allenamento, ciascuno con una funzione ben precisa e che, come vedremo, vanno inseriti in determinati periodi dell'anno, in modo da far adattare gradualmente il corpo ai carichi cui lo sottoporremo e ottenere, così, prestazioni sempre migliori.

Nelle pagine precedenti abbiamo visto come il primo obiettivo sia quello di riuscire a percorrere un buon chilometraggio senza provare eccessiva fatica, né fisica né mentale. Il metodo che abbiamo utilizzato è denominato *lento*. Grazie a questo metodo si può innalzare una delle qualità indispensabili per chi si dedica al podismo, la *resistenza aerobica*, che rappresenta la base di ogni atleta di endurance che si rispetti. Qualunque programma di allenamento che ha come obiettivo primario un miglioramento della prestazione su strada, deve partire da essa.

Non a caso, la prima parte della preparazione dovrà essere dedicata al suo sviluppo. In genere i metodi più idonei per innalzare i livelli di resistenza sono rappresentati dalla corsa ad andatura medio-bassa e anche di una certa durata.

Nel caso del *lento* si tratta appunto di correre lentamente, senza grosse difficoltà, con una respirazione non impegnata. Insomma è l'andatura che abbiamo visto in precedenza. Se usate un cardiofrequenzimetro, la vostra frequenza cardiaca dovrà aggirarsi tra il 65 e il 75% f.c.max (frequenza cardiaca massima) calcolabile con una semplice formula anche se approssimativa: 208 – 70% età. Nel caso abbiate 40 anni e la vostra frequenza cardiaca massima teorica fosse di 180 bpm (battiti per minuto), la frequenza da mantenere nel corso del *lento* sarà all'incirca tra i 120 e i 135 bpm. Per un principiante, come abbiamo visto, un *lento* può essere rappresentato da 30-45 minuti di corsa, tempo che nel corso della preparazione andrà pian piano aumentando fino a giungere oltre l'ora.

Oltre al *lento* ricordiamo il cosiddetto *lungo lento*. Si differenzia dal primo per la sua maggiore durata. Si arriverà infatti a correre per oltre un'ora e mezza, specie se si desidera gareggiare in competizioni come la mezza maratona o la maratona vera e propria. Sebbene l'andatura non sia sostenuta, è comunque un mezzo che crea un certo affaticamento muscolare data la maggiore distanza percorsa, per cui è buona norma non utilizzarlo frequentemente, specie chi corre da poco. Il principiante, una volta che sarà in grado di correre per un'ora e trenta, potrà adoperarlo una o due volte nel corso del mese per mantenere o migliorare questa qualità.

Tali mezzi faranno parte della preparazione base, quella in cui si gettano le basi per i lavori più impegnativi. Come ho detto precedentemente, se volete correre a un buon ritmo dovete avere un'ottima *resistenza aerobica.* Perciò dedicatele diversi mesi e vedrete la differenza!

SEGRETO n. 8: la *resistenza aerobica* rappresenta una delle qualità più importanti per chi corre; innalzarla a livelli ottimali permette di correre più a lungo senza avvertire grossa fatica ed è inoltre di supporto alle restanti qualità su cui ci concentreremo nei mesi successivi.

Ovviamente non potrete allenarvi sempre allo stesso modo per tutto l'anno; ora è arrivato il momento di velocizzare l'andatura. Da questo momento in poi utilizzeremo metodi il cui obiettivo sarà quello di migliorare due qualità indispensabili per correre più velocemente. Sto parlando della *soglia anaerobica* e della *capacità aerobica.*

Si chiama *soglia anaerobica* «**l'intensità alla quale corrisponde la massima produzione di lattato nei muscoli tale da poter essere completamente rimossa dal sangue**». In pratica c'è ancora un perfetto equilibrio tra l'acido lattico prodotto e quello smaltito. Oltre questa soglia, la quantità di acido lattico diviene superiore rispetto alla capacità di tamponarlo, per cui si va incontro al fenomeno della fatica e quindi all'impossibilità di sostenere a lungo quel determinato sforzo.

Secondo molti tecnici la capacità aerobica indica, invece, il tempo per il quale si riesce a mantenere il ritmo indicato dalla soglia anaerobica, per cui potremmo indicarla come l'intensità pari a quella che si riuscirebbe a mantenere se si corresse a tutta per circa 45-60 minuti.

In questa seconda fase l'obiettivo è appunto quello di innalzare tale soglia in modo da ritardare la produzione di acido lattico e migliorare la capacità da parte dei vostri muscoli di smaltirlo.

SEGRETO n. 9: la *soglia anaerobica* e la *capacità aerobica* rappresentano due qualità fondamentali da innalzare per il miglioramento della prestazione.

Ma come iniziare? Quali metodi adoperare? Molto semplice! All'interno del vostro piano settimanale inseriremo una seduta più "veloce" rispetto alle altre. In particolare eseguirete delle variazioni di ritmo di durata variabile, durante le quali aumenterete leggermente il ritmo della corsa. A ciò seguirà una fase di recupero eseguita al passo.

Facciamo un esempio per rendere meglio l'idea:

- 20 minuti di riscaldamento (vedi il riscaldamento visto precedentemente);
- 1 minuto di corsa con respirazione leggermente impegnata (dovreste comunque riuscire a parlare ma con più difficoltà rispetto a prima) + 90 secondi al passo o corsi lentamente;

- ripetete il tutto per 5 volte.

Un consiglio è d'obbligo: non partite troppo sparati. È un errore che commettono in tanti. E infatti spesso non riescono a concludere l'intera sessione programmata. Se adoperate il cardiofrequenzimetro, dovrete raggiungere circa l'80-85% della vostra f.c.max. Riferendoci all'esempio visto in precedenza (40 anni, f.c.max 180), voglio che nella fase in cui eseguite la variazione stabilita manteniate una frequenza di circa 145-155 bpm. Ai più del settore possono sembrare frequenze non elevate e, in effetti, non lo sono, ma non andate oltre per il momento. È la frequenza ideale per poter portare a termine l'intero allenamento e adattarvi al meglio a questo nuovo mezzo. Non abbiate fretta!

Ovviamente i metodi volti a migliorare la vostra performance sono diversi. Tra questi possiamo citare il *Fartlek*, l'*Interval training*, l'*Intermittente*, le *Ripetute*, il *Corto veloce*, il *Progressivo*, il *Medio*. Sono tutti mezzi che potranno essere inseriti all'interno del programma di allenamento nel momento in cui sarete abituati a mantenere certe andature e ritmi. Vediamoli uno alla volta.

Fartlek

Rientra nell'ambito dell'allenamento intervallato. L'aspetto interessante di questo metodo è che, spesso, è lo stesso atleta, durante la seduta, a stabilire i tempi o le distanze da coprire a una certa velocità, così come i tempi di recupero. Come vedremo, in genere negli altri mezzi le distanze da percorrere, al pari dei tempi di recupero, sono prestabiliti. In questo caso, invece, per certi aspetti si ha questa libertà.

Ad esempio si potrebbe decidere di accelerare in un tratto in salita e recuperare nel successivo tratto in discesa, o in pianura, e così via. Si possono utilizzare i tempi più congeniali in quel momento, da pochi secondi fino a diversi minuti. In un certo senso, è una sorta di allenamento autogestito.

Certo, da questo punto di vista non è molto preciso, visto che determinati adattamenti si manifestano correndo e recuperando per un determinato periodo di tempo. Ovviamente, nel caso degli atleti più evoluti saranno stabilite in modo ben definito le distanze e i tempi di recupero già prima della partenza.

Interval training

Anche in questo caso l'atleta alternerà tratti corsi velocemente a fasi di recupero in cui corre lentamente. Qui, a differenza del precedente metodo, le distanze sono stabilite *a priori*. Infatti nell'Interval training le prove avvengono su una distanza variabile tra i 100 e i 400 metri corsi con una respirazione abbastanza impegnata.

Il recupero tra una prova e l'altra dovrebbe essere pari al tempo impiegato per percorrere la distanza scelta anche se il principiante potrà permettersi il lusso di recuperare qualche istante in più. Con il tempo il recupero potrà anche leggermente ridursi in modo da rendere la seduta più allenante. Inoltre, questo metodo ha dei vantaggi anche sulla tecnica di corsa.

Intermittente

Si eseguiranno anche ora tratti di 10-50 secondi a buon ritmo alternati a tratti di egual durata percorsi al passo o correndo lentamente. In genere si esegue in serie di 6-8 minuti, o anche più . Potreste, per esempio, decidere di eseguire un Intermittente 30-30 di 6 minuti per cui dovrete effettuare 6 ripetizioni di 30 secondi ad alta intensità. Recupererete 4-6 minuti e ripeterete il tutto per una seconda volta. È molto utilizzato nell'ambito degli sport di squadra – per esempio calcio e pallacanestro – per l'intensità e la tipologia di sforzo, molto simili alle caratteristiche di un match in queste discipline, in cui si ha uno sforzo, appunto, di tipo intermittente. Basti pensare, per esempio, alla frequente alternanza di sprint e corsa lenta.

Ripetute

Con il termine "Ripetuta" intendiamo in sostanza un metodo nel quale alterneremo, anche in questo caso, tratti a ritmo molto sostenuto (in genere superiore a quello mantenuto nell'Interval training), la cui distanza varia dai 400 metri fino anche i 3.000-5.000 metri, a fasi di recupero eseguite al passo o di corsa.

Il vantaggio principale che deriva dalle Ripetute è da un lato ritardare la produzione di acido lattico e dall'altro migliorare la capacità da parte dei muscoli di smaltirlo. Ma cosa accade da un punto di vista fisiologico quando adoperiamo le Ripetute? Ve lo voglio spiegare brevemente e in maniera molto semplice in modo che vi rendiate conto del perché sono così utili.

Quando correte a una velocità superiore a quella che tenete normalmente, avete una respirazione impegnata – insomma, riuscite a parlare a malapena – e tendete a produrre una certa quantità di acido lattico. A livello della fibra muscolare, questo stimolo porta a un aumento del numero dei cosiddetti mitocondri, le nostre fabbriche di energia. Infatti, nei mitocondri, l'ossigeno si combina con i carboidrati e con i grassi e produce la molecola di ATP, il nostro carburante.

L'ATP serve appunto a rifornire di energia i nostri muscoli. Per cui, grazie a un aumento dei mitocondri, aumenterà anche l'ossigeno utilizzato a livello muscolare e quindi si avrà più energia; ciò si traduce in un innalzamento della soglia anaerobica. Il recupero tra una Ripetuta e l'altra, in genere è pari al tempo impiegato per percorrere la distanza prescritta. Perciò se i 600 metri vengono completati in 3 minuti, il recupero sarà tale. Questo potrà essere inizialmente percorso al passo e poi, con il migliorare della condizione, correndo a velocità moderata in modo da adattare i muscoli a smaltire più rapidamente l'acido lattico prodottosi.

Un consiglio che voglio darvi è di cercare di badare, oltre che alla velocità, soprattutto al chilometraggio complessivo. La velocità è rilevante ma ancora di più è la possibilità di concludere la seduta eseguendo un buon numero di Ripetute. Altro aspetto da non tralasciare è il recupero tra ognuna di queste che, tranne nei primi momenti della vostra carriera sportiva, non dovrà essere corso in modo troppo lento. Il recupero ha la stessa importanza della Ripetuta vera e propria. Nel corso della frazione, la respirazione dovrà essere molto impegnata e la frequenza cardiaca salirà fino a circa il 90-95% della f.c.max.

Corto veloce

A differenza dei metodi precedenti, ora si dovrà correre senza interruzione e a ritmo sostenuto (respirazione impegnata) per un periodo di tempo variabile tra i 15 e i 30 minuti. Si può ovviamente far riferimento anche al chilometraggio e quindi si potrebbe stabilire di voler percorrere, per esempio, 4 chilometri. È un metodo molto impegnativo che deve essere adoperato quando si ha la certezza di essere nelle giuste condizioni fisiche per farlo. Nel corso del Corto veloce, la frequenza cardiaca si aggira intorno al 90% della f.c.max, e pertanto vi sarà la produzione di una discreta quantità di acido lattico, che porterà agli adattamenti visti precedentemente.

Progressivo

Come il Corto veloce, anche in questo caso abbiamo una corsa continua ma con un'andatura che va progressivamente aumentando. Infatti, si partirà con quella tenuta nel Lento per concludere, negli ultimi chilometri, con quella del Corto veloce. Per esempio potreste programmare di eseguire 10 chilometri di cui ai primi 5 con una respirazione non impegnata (Lento), seguiranno 3 chilometri con una respirazione leggermente impegnata (Medio) e si terminerà con 2 chilometri a respirazione molto impegnata (Corto veloce). La frequenza cardiaca dovrà aumentare in questo modo: 5 chilometri al 70-75% + 3 chilometri al 80-85% + 2 chilometri al 90-95%.

Medio

Come dice il termine stesso, il Medio è una modalità di corsa durante la quale la velocità da mantenere si attesta tra il Lento e il Corto veloce. L'ho lasciato come ultimo metodo proprio per questa sua caratteristica. Apparentemente semplice, in realtà non è così facile da eseguire visto che necessita di una certa sensibilità da parte del corridore nel mantenere il ritmo. Infatti, si può né andare troppo piano, perché ci si troverebbe a eseguire un Lento – anche se più svelto – né spingere troppo sull'acceleratore, perché si sforerebbe nel Corto veloce.

È tuttavia un ottimo mezzo per migliorare la resistenza dell'atleta e per consentirgli di eseguire un adeguato numero di chilometri a ritmo sostenuto. Se fate riferimento alla respirazione, questa dovrà essere leggermente impegnata tale da consentirvi di parlare ancora. L'85% rappresenta la frequenza cardiaca ideale da mantenere nel corso del Medio. Potreste partire inizialmente eseguendo 3-5 chilometri per poi aumentare gradualmente fino a giungere, nel corso degli anni anche a 8-10. Ovviamente la durata varierà in base alla preparazione atletica e agli obiettivi specifici. Vi sono atleti che in vista di una maratona, per esempio, svolgono anche sedute di Medio di 18-20 chilometri. Nel vostro caso, almeno inizialmente, mi attesterei intorno alle cifre dette poc'anzi e se un giorno vi verrà voglia di gareggiare sulle lunghe distanze, modificatele in base alla competizione.

SEGRETO n. 10: il Fartlek, l'Interval training, l'Intermittente, le Ripetute, il Corto veloce, il Progressivo e il Medio sono ottimi mezzi per migliorare la capacità di correre un maggior numero di chilometri a velocità sostenuta.

Vi starete chiedendo: «Ora che ci hai elencato un po' di metodi, come possiamo combinarli tutti insieme per creare un programma a lungo termine che riesca a migliorare la nostra condizione?» Per ciò che concerne la programmazione, la cosa migliore è suddividerla in più fasi, ciascuna con caratteristiche ben precise. In ogni fase porremo enfasi su una determinata qualità. Tuttavia, nello stesso tempo dovremo cercare di mantenere quelle allenate in precedenza, pena un loro scadimento. Nella prima fase, come abbiamo visto, il nostro obiettivo era quello di innalzare la resistenza aerobica. Durante questo periodo adopereremo mezzi come il Lento e, quando sarete in grado di correre per oltre un'ora e trenta, il Lungo lento. Vi allenerete 3 volte a settimana per il primo mese, e 4 volte nel mese successivo.

Prima di iniziare questa prima fase, voglio che riusciate almeno a correre 10 chilometri dopo aver utilizzato la progressione vista nelle pagine precedenti. Certamente la vostra resistenza sarà notevolmente migliorata, ora è necessario correre per un maggior periodo di tempo. Ecco un programma di 8 settimane per incrementarla ulteriormente.

Oltre alle classiche sedute di Lento voglio inserire una seduta composta da variazioni di ritmo. La andrete a eseguire a partire dalla quinta settimana. Tale schema potrà essere utilizzato anche dalla seconda tipologia di principiante una volta che ha raggiunto il suo primo obiettivo, cioè correre per 10 chilometri.

Settimana	LUNEDI'	MARTEDI'	MERCOLEDI'	GIOVEDI'	VENERDI'	SABATO
1	10 Km	Riposo	6 Km	Riposo	11 Km	Riposo
2	11 Km	Riposo	6 Km	Riposo	8 Km	Riposo
3	12 Km	Riposo	6 Km	Riposo	10 Km	Riposo
4	8 Km	Riposo	10 Km	Riposo	6 Km	Riposo
5	12 Km	Riposo	8 Km	Riposo	Variazioni	Riposo
6	Riposo	8 Km	Riposo	Variazioni	Riposo	13 Km
7	Riposo	10 Km	6 Km	Riposo	Variazioni	Riposo
8	Riposo	10 Km	Riposo	6 Km	Riposo	8 Km

A parte le variazioni, nei restanti giorni voglio che il ritmo di corsa sia costante, respirazione non impegnata, 70-75% la f.c.max. Terminate gli allenamenti con 4-5 allunghi in scioltezza di 80-100metri.

VAR: Variazioni di ritmo

Prima settimana:

20 minuti di riscaldamento + 60 secondi aumentando leggermente il ritmo (80-85% F.c.max) + 90 secondi di recupero al passo o corso lentamente x 5 volte.

Seconda settimana:

20 minuti di riscaldamento + 75 secondi aumentando il ritmo + 90 secondi di recupero x 5 volte.

Terza settimana:

20 minuti di riscaldamento + 75 secondi aumentando il ritmo + 90 secondi di recupero x 6 volte.

Quarta settimana:

20 minuti di riscaldamento + 90 secondi aumentando il ritmo + 90 secondi di recupero x 5 volte.

Terminata la prima fase, il nostro secondo obiettivo è aumentare ulteriormente l'intensità degli allenamenti. Pertanto utilizzeremo i metodi visti in precedenza, utili a migliorare i livelli di soglia anaerobica. Ovviamente non potremo tralasciare i classici allenamenti sulla distanza così importanti per mantenere una buona resistenza aerobica.

Ricordate questo: ciò che non si allena, lo si perde. Se non effettuerete periodicamente delle sedute finalizzate a una certa qualità, questa andrà peggiorando. Perciò è consigliabile fare dei richiami di tanto in tanto. In genere programmo l'allenamento più dispendioso dal punto di vista temporale per la domenica, giorno in cui si è liberi da impegni. Tuttavia, nel caso in cui preferiate un altro giorno, potrete sostituirlo.

SEGRETO n. 11: mai tralasciare la resistenza aerobica: è indispensabile fare costantemente dei richiami tramite allenamenti di una certa durata.

Ecco una tabella di 6 settimane dedicata al miglioramento della Soglia anaerobica. Poiché siete alle prime armi, ho voluto darvi un programma molto semplice, che non vi stresserà eccessivamente, ma che vi garantisco darà ottimi risultati. Vi allenerete 4 volte alla settimana, ma se siete impossibilitati, potrete eseguirne anche 3, non ci sono problemi. Potete eliminare la seduta di Lento del venerdì o del sabato e porre la seduta di Lungo lento il sabato, in modo da avere la domenica libera.

Settimana	LUNEDI'	MARTEDI'	MERCOLEDI'	GIOVEDI'	VENERDI'	SABATO	DOMENICA
1	10 km lento	Riposo	Progressivo 8 km 5 km lento + 3 km medio + 1 km corto veloce	Riposo	Opzionale 8 km lento	Riposo	15 km lungo lento
2	Riposo	10 km lento	Riposo	Ripetute brevi 5 x 400 mt	Riposo	Opzionale 8 km lento	8 km lento/medio 4 km lento + 4 km medio
3	Riposo	10 km lento	Riposo	Corto veloce 5 km lento + 2/3 km corto veloce + 2 km lento	Riposo	Opzionale 6 km lento	10 km lento
4 Scarico	Riposo	8 km	Riposo	10 Km	Riposo	6 km	Riposo
5	12 km lento	Riposo	Progressivo 5 km lento + 3 km medio + 1\2 km corto veloce	Riposo	6 km lento	Riposo	16 km lungo lento
6	Riposo	6 km lento	Ripetute 4 x 600 mt	Riposo	10 km lento	Riposo	Medio 4 km lento + 4 km medio

Nel momento in cui eseguirete le Ripetute, dovrete recuperare, tra ognuna di esse, un tempo pari a quello che avete impiegato per percorrere la distanza stabilita. Quando vi troverete, invece, ad affrontare il Lungo lento, nel corso dell'allenamento potrete fare delle brevi variazioni di ritmo di 30-45 secondi ogni 5-10 minuti a circa l'80% della vostra velocità, in maniera tale da mantenere sempre "sveglie" le gambe. Inoltre, lungo il tragitto dovrete idratarvi in maniera ottimale. Ciò non significa fermarsi 5 minuti alla fontana, ma semplicemente il tempo di fare un paio di sorsi e poi ripartire. Trenta secondi possono bastare, non di più!

SEGRETO n. 12: idratarsi al meglio nel corso dell'allenamento è indispensabile per non avere un peggioramento della prestazione.

Certo è che se sentite l'esigenza di fermarvi prima di aver completato il chilometraggio causa stanchezza o altro, fatelo pure. Valutate se siete in grado di ripartire nuovamente. In caso contrario la prossima volta cercate di eseguire l'allenamento programmato centellinando meglio le energie.

Ricapitoliamo ora tutto ciò che avete fatto nel corso di questi mesi:

- *primo obiettivo*: correre 30 minuti (8 settimane);
- *secondo obiettivo*: correre 10 chilometri (6 settimane);

- *terzo obiettivo*: incrementare ulteriormente la resistenza aerobica e velocizzare i ritmi (8 settimane);
- *quarto obiettivo*: incrementare la soglia anaerobica e la potenza aerobica (6 settimane).

Come potete vedere, da quando avete iniziato il programma sono trascorsi all'incirca 7 mesi, direi un bel po' di tempo. Dopo l'ultima settimana di allenamento voglio che ve ne prendiate una di recupero completo, se ancora non lo avete fatto. Voglio che vi rigeneriate sia fisicamente che mentalmente da questi mesi certamente non semplici.

Ma se siete riusciti ad arrivare fin qui vuol dire che avete cambiato radicalmente la vostra vita. Avete inserito una delle attività più emozionanti che possano esserci. Spero che, se avete iniziato a praticare la corsa per dimagrire, abbiate raggiunto anche il peso forma, ma credo proprio che ci siete riusciti. Pensate a quando non eravate in grado di fare neanche un minuto, quando, poco dopo la partenza, sopraggiungevano la stanchezza, il fiatone, i classici dolori muscolari.

Ora invece siete in grado di percorrere tanti chilometri e, per giunta, velocemente. Sono soddisfatto dei vostri progressi e della tenacia che ci avete messo. Se ancora non avete incominciato il mio programma, vi assicuro che tra qualche mese vi sentirete rinati, delle persone nuove, specie se nella vostra vita non avete mai praticato una sana attività fisica. Ora credo che capiate cosa può donarvi la corsa, quali emozioni riesce a innescare.

A questo punto può sorgere la classica domanda: «Ma ora come andiamo avanti, che si fa di bello?» La mia risposta è: «Voglio che partecipiate alla vostra prima gara!» Penso che una piccola goccia fredda di sudore stia scendendo dalla vostra fronte dinanzi a questa mia affermazione e non è del tutto ingiustificata...

Dopo un certo numero di mesi, sono convinto che avrete le capacità per farlo, per portare a termine la vostra prima competizione. Certo non dovrete partire da una maratona, non esageriamo, ma mi piace l'idea che vi mettiate alla prova. Voglio che il prossimo obiettivo sia questo: partire e tagliare il traguardo in una gara sui 10.000 metri. L'obiettivo non dovrà essere quello di vincerla, ma di portarla a termine e, soprattutto, desidero che assaporiate il gusto della sfida. Una sfida non tanto con i vostri avversari quanto con voi stessi. Quando taglierete il traguardo, doveste arrivare anche ultimi, proverete un'emozione unica e ripenserete a tutto il percorso fatto insieme, un percorso tosto, fatto di alti e bassi ma che, alla fine, si è concluso con una vostra personalissima vittoria.

SEGRETO n. 13: gareggiare è un ottimo modo per mettersi alla prova; durante la competizione, non pensate solo ed esclusivamente al "tempo", ma soprattutto alle emozioni che vi può dare.

Di gare ce ne sono tante, ma preferisco che partiate da una con un percorso che non presenti grosse insidie come un numero eccessivo di salite o discese. Preferirei un percorso pianeggiante dove potete ben gestire le vostre energie, dove i punti per rifornirsi di acqua o cibo siano ben organizzati. Su Internet potete trovare un calendario di tutte le competizioni che si svolgono, e spesso c'è anche un sito che vi permette di rendervi conto del tragitto e vi informa sulla documentazione necessaria per l'iscrizione.

Spesso, per poter partecipare alla corsa è necessario un certificato medico per la pratica agonistica rilasciato dopo un'attenta visita medica, durante la quale in genere si esegue un elettrocardiogramma sotto sforzo e la spirometria. Ha un costo relativamente basso ed è molto utile anche per conoscere la vostra condizione fisica attuale.

SEGRETO n. 14: la prima volta scegliete una gara "facile" dove non siano presenti salite o discese di grande difficoltà preferendo un tragitto pianeggiante; consultate un medico sportivo per accertarvi della vostra condizione fisica ed eseguire esami come l'elettrocardiogramma sotto sforzo e la spirometria.

Vediamo ora come organizzare l'ultimo mese prima della gara. In questo periodo dobbiamo migliorare la vostra condizione: voglio che la vostra prima gara sia un successo. Ecco un programma, della durata di 4 settimane, che vi porterà dritti al traguardo. Vi allenerete dalle 3 alle 4 volte alla settimana.

Settimana	LUNEDI'	MARTEDI'	MERCOLEDI'	GIOVEDI'	VENERDI'	SABATO	DOMENICA
1	10 km lento	Riposo	Ripetute 4 x 1000 mt; recupero 4/5 minuti	Riposo	8 km lento	Riposo o lungo lento 16/18 km	Riposo o lungo lento 16/18 km (non eseguirlo se lo avete fatto il sabato)
2	Riposo	8 km lento	Riposo	Ripetute 4 x 1000 mt	Riposo	6 km facoltativo	10 km lento
3	Riposo	10 km lento	Riposo	Ritmo gara 8 km; aumentare il ritmo ogni 2/3 km	Riposo	Riposo	8 km lento
4	Riposo	Riposo	6 km	Riposo	5 km	Riposo	Gara

Nel caso delle Ripetute, voglio che il recupero venga fatto per metà di corsa. Perciò, se dovete recuperare 4 minuti, voglio che dopo i primi 2 minuti al passo corriate lentamente i restanti 2 minuti, prima di iniziare la Ripetuta successiva. Nel giorno in cui invece andrete a eseguire il *ritmo gara*, cercate di trovare il ritmo che ritenete ideale per terminare la gara.

A questo proposito, voglio aprire una breve parentesi proprio su questo argomento, dato che vi sono diverse scuole di pensiero a riguardo. La prima ritiene opportuno partire moderatamente veloci e poi aumentare gradualmente il ritmo per dare infine il massimo negli ultimi chilometri. Per la seconda è meglio mantenere un ritmo costante nel corso di tutta la competizione e, se si hanno le energie, sparare le ultime cartucce alla fine. Direi che entrambe possono avere ragione. Il modo di gestire la gara è molto soggettivo e dipende anche dalla distanza da dover percorrere.

Ritengo sia utile non partire troppo sparati, specie se si rischia di farsi prendere dalla partenza "isterica" dei tanti atleti accanto a voi. Fate conto che state eseguendo una corsa in progressione e che aumentiate leggermente il ritmo ogni 2-3 chilometri. Essendo la vostra prima esperienza in questo campo, non rischiate, ma cercate di mantenere un buon passo e, soprattutto, ascoltate il vostro corpo. Non badate al tempo, non pensate a coloro che vi superano, pensate solo a voi stessi e alla gioia del momento in cui taglierete il traguardo. È questa la soddisfazione che deve guidarvi lungo tutto il tragitto.

Siate sereni, correte rilassati e, se lo ritenete opportuno, unitevi a un gruppetto di atleti che come voi sono alla prima gara e di cui pensate di riuscire a tenere il ritmo; tutto risulterà più facile. Lungo la strada potreste trovare dei punti di ristoro. Vedrete corridori afferrare rapidamente il bicchiere e bere continuando a correre. Voglio che voi, invece, vi fermiate un attimo, i classici 30 secondi. Idratatevi, rilassate la mente e i muscoli e, subito dopo, ripartite.

Nel caso in cui doveste patire la fatica o doveste essere colti dalla classica "crisi", rallentate il ritmo, non vi agitate, non fatevi prendere dal panico. Potreste fermarvi un attimo, ricomporvi, e poi ripartire. Ma non abbattetevi, dopotutto è la prima volta che vi trovate a gareggiare, quindi "toppare" è possibile. Ma sono convinto che, se correrete pensando all'emozione di raggiungere l'obiettivo e ascoltate il vostro corpo adottando il ritmo giusto in base a ciò che vi dice, questo non accadrà.

SEGRETO n. 15: nel corso della gara aumentate gradualmente il ritmo ogni 2 chilometri ma, soprattutto, adattate l'andatura ai segnali che vi invia il vostro corpo.

RIEPILOGO DEL CAPITOLO 2:

- SEGRETO n. 8: la *resistenza aerobica* rappresenta una delle qualità più importanti per chi corre; innalzarla a livelli ottimali permette di correre più a lungo senza avvertire grossa fatica ed è inoltre di supporto alle restanti qualità su cui ci concentreremo nei mesi successivi.
- SEGRETO n. 9: la soglia anaerobica e la Capacità aerobica rappresentano due qualità fondamentali da innalzare per ottenere il miglioramento dei vostri tempi.
- SEGRETO n. 10: il Fartlek, l'Interval training, l'Intermittente, le Ripetute, il Corto veloce, il Progressivo e il Medio sono ottimi mezzi per migliorare la vostra prestazione consentendovi di correre un maggior numero di chilometri a velocità sostenuta.
- SEGRETO n. 11: mai tralasciare la resistenza aerobica: è indispensabile fare costantemente dei richiami tramite allenamenti di una certa durata.
- SEGRETO n. 12: idratarsi al meglio nel corso dell'allenamento è indispensabile per non avere un peggioramento della prestazione.
- SEGRETO n. 13: gareggiare è un ottimo modo per mettersi

alla prova; durante la competizione, non pensate solo ed esclusivamente al “tempo”, ma soprattutto alle emozioni che vi può dare.

- SEGRETO n. 14: la prima volta sceglierete una gara “facile” dove non siano presenti salite o discese di grande difficoltà preferendo un tragitto pianeggiante; consultate un medico sportivo per accertarvi della vostra condizione fisica ed eseguire esami come l’elettrocardiogramma sotto sforzo e la spirometria.
- SEGRETO n. 15: nel corso della gara aumentate gradualmente il ritmo ogni 2 chilometri ma, soprattutto, adattate l’andatura ai segnali che vi invia il vostro corpo.

CAPITOLO 3:
Come potenziare la muscolatura in modo ottimale

Finora abbiamo parlato esclusivamente dell'allenamento su strada. Ora possiamo spostare la nostra attenzione su un aspetto assolutamente non trascurabile: il potenziamento muscolare. Quando mi capita di parlare di allenamento con tecnici o atleti, devo dire che è proprio su questo argomento che spesso mi scontro. O perlomeno abbiamo due modi molto differenti di vedere la cosa.

Nel momento in cui si parla di potenziamento svolto in palestra, la prima cosa a cui la maggior parte della gente pensa è al classico culturista, grosso e pesante, oppure a gente direi goffa e impacciata, pertanto la pesistica viene vista come qualcosa da evitare nel modo più assoluto pena lo scadimento della prestazione. Tuttavia, molti non ne considerano i vantaggi che non sono solo ed esclusivamente di carattere estetico ma soprattutto funzionale. Perché, mi chiederete? Se praticata nella maniera corretta e, soprattutto, se guidati da tecnici competenti, la pesistica vi darà notevoli vantaggi. Analizziamoli nel dettaglio.

Miglioramento della postura

Nel mio lavoro incontro clienti di ogni tipo e ciascuno con un obiettivo ben preciso. Tuttavia la prima cosa che analizzo di una persona è la postura che, nella maggior parte dei casi, non è quella ideale. Il mio lavoro inizia spesso da lì, dal riequilibrare l'intera struttura muscolare. I vizi che osservo maggiormente sono due: l'Ipercifosi dorsale e l'Iperlordosi lombare. Sono dovuti spesso a un'ipotonia di determinati distretti muscolari e a un'eccessiva retrazione di altri. Nelle immagini che seguono potete osservare meglio la "cattiva" postura di questi individui.

Il soggetto cifotico, per esempio, presenta un'accentuazione della cosiddetta cifosi dorsale, con spalle e testa proiettate in avanti, sovente a causa di una debolezza dei muscoli retroversori delle spalle, ovvero il deltoide posteriore, i retrattori delle scapole, il trapezio mediale e il tricipite brachiale, insomma tutti muscoli che, se ben rafforzati, faranno regredire tale atteggiamento. Allo stesso tempo, quella persona potrebbe presentare un'ipertonia di distretti quali gran pettorale, deltoide anteriore, bicipite brachiale e gran dorsale, ovvero i muscoli anteroversori delle spalle.

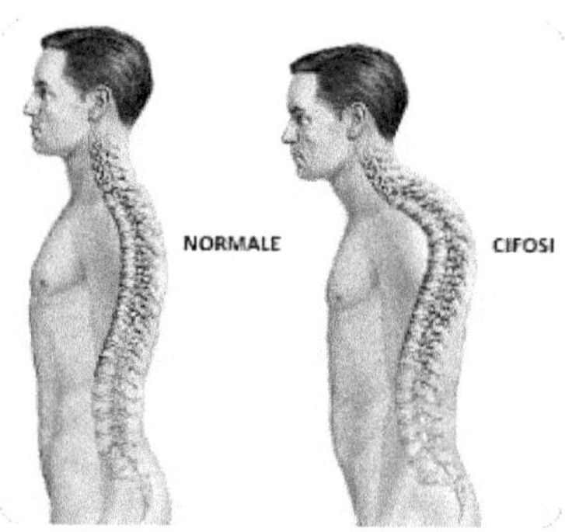

Il soggetto iperlordotico presenta invece un aumento della fisiologica lordosi lombare, sia per una debolezza della muscolatura addominale e dei glutei, sia per una rigidità dei muscoli lombari, dei flessori dell’anca o anche dei quadricipiti.

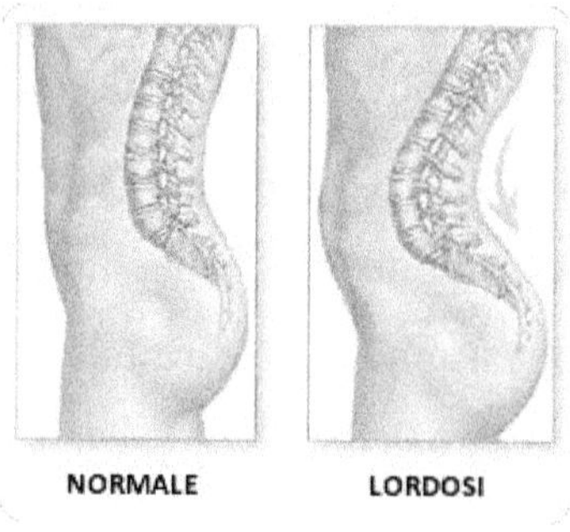

Il mio obiettivo sarà pertanto quello di rafforzare i muscoli ipotonici e riportare alla loro normale lunghezza i muscoli ipertonici. Questo è forse uno dei motivi principali per cui un atleta, qualunque sport pratichi, dovrebbe trascorrere una parte del suo tempo in palestra.

SEGRETO n. 16: il potenziamento muscolare è un mezzo estremamente utile ed efficace per migliorare la postura, spesso non corretta, di un atleta.

Prevenzione dagli infortuni

Ecco un altro buon motivo per sollevare qualche chilo. Un muscolo debole è più a rischio di infortunio rispetto a uno dai livelli di forza adeguati. Pensate al ginocchio. Spesso uno dei motivi per cui il corridore soffre di patologie in questa regione è proprio a causa di una debolezza di determinati distretti muscolari, oltre che degli squilibri in termini di forza tra la regione anteriore della coscia (in genere più forte) e quella posteriore (sovente più debole).

Spesso anche una muscolatura eccessivamente retratta, oltre a un non corretto appoggio del piede, può darvi problemi. Tramite un allenamento specifico è possibile risolvere il problema. Inoltre, grazie a un ben progettato programma di potenziamento muscolare, possiamo, ad esempio, rafforzare caviglie deboli, migliorare la capacità di attivazione da parte dei glutei (un gluteo incapace di attivarsi e lavorare al meglio è spesso causa di infortuni degli ischiocrurali).

SEGRETO n. 17: tramite un allenamento di pesistica ben programmato è possibile prevenire i vari tipi di infortuni che possono colpire un runner.

Ovviamente un po' di palestra migliorerà anche la composizione corporea del soggetto, aumentando la percentuale di massa magra cosa che, purtroppo, la corsa da sola non riesce a fare. Vediamo perché la paura di diventare grande e grosso non ha ragione di esistere:

1. I culturisti si allenano dalle 3 alle 5 volte a settimana. Noi effettueremo un massimo di 1-2 sedute, il che non è uno stimolo sufficiente a provocare l'ipertrofia degna di un body-builder.

2. Nel corso delle loro sedute i culturisti eseguono un gran numero di esercizi, oltre che di serie, per ottenere il massimo della crescita. Noi invece eseguiremo pochi esercizi ma buoni visto, che il nostro scopo è un altro.
3. I culturisti non eseguono così tanta attività aerobica. Infatti è ormai risaputo che questa non consente un miglioramento in termini d'ipertrofia del muscolo specie se gli allenamenti hanno una certa durata.

Ecco 3 buoni motivi per affermare che la pesistica non ci porterà sulla strada sbagliata. Cercheremo di creare un corpo equilibrato a livello muscolare e rafforzeremo quei distretti che, specie se vi troverete a correre un buon numero di chilometri, dovranno sostenervi in modo ottimale e costante. Se sono deboli, invece, correrete male, faticherete di più e rischierete l'infortunio.

SEGRETO n. 18: chi si dedica alla corsa non deve assolutamente temere di aumentare la sua massa muscolare a tal punto da peggiorare i suoi tempi, viste le differenze in termini d'intensità e volume che intercorrono tra il classico allenamento di un body-builder e quello di un atleta.

Ecco allora un programma di potenziamento da eseguire due volte a settimana i giorni in cui non correte, o il giorno in cui dovrete affrontare un allenamento di bassa intensità e scarso chilometraggio. La seduta di pesistica, in questo caso, precederà quella di resistenza.

PRIMO GIORNO

ESERCIZIO	1 SETTIMANA	2 SETTIMANA	3 SETTIMANA	4 SETTIMANA
A1 croci panca piana	2 X 15 e 1 minuto di recupero	2 X 15	3 X 12	3 X 12
A2 tirate allo sterno al pulley orizzontale	2 X 15 e 1 minuto di recupero	2 X 15	3 X 12	3 X 12
B1 lento manubri	2 X 15 e 1 minuto di recupero	2 X 15	3 X 12	3 X 12
B2 ponte per glutei e femorali - spalle su panca	2 X 15 e 1 minuto di recupero	2 X 15	3 X 12	3 X 12
C1 curl bilanciere	2 X 15 e 1 minuto di recupero	2 X 15	3 X 12	3 X 12
C2 french press bilanciere	2 X 15 e 1 minuto di recupero	2 X 15	3 X 12	3 X 12
D leg curl con fitball	2 X 12 e 1 minuto di recupero	2 X 12	3 X 15	3 X 15
E ponte isometrico (bridge)	3\4 X 30\60 secondi			

Nota: quando leggete 2 esercizi contraddistinti dalla stessa lettera, per esempio A1\A2, significa che dovete eseguire una serie di A1, recuperare il tempo stabilito, poi eseguire una serie di A2, e così via. Negli altri casi, eseguirete tutte le serie di un esercizio per poi passare a quello successivo.

SECONDO GIORNO

ESERCIZIO	1 SETTIMANA	2 SETTIMANA	3 SETTIMANA	4 SETTIMANA
A1 step up	2 X 15 e 1 minuto di recupero	2 X 15	3 X 12	3 X 12
A2 laterali avanti	2 X 15 e 1 minuto di recupero	2 X 15	3 X 12	3 X 12
B1 alzate laterali	2 X 15 e 1 minuto di recupero	2 X 15	3 X 12	3 X 12
B2 bird dog	2 X 8 a lato e 1 minuto di recupero	2 X 10	3 X 10	3 X 12
C1 alzate 90 gradi	2 X 15 e 1 minuto di recupero	2 X 15	3 X 12	3 X 12
C2 ponte laterale isometrico	3\4 X 30\60 secondi			

È una tabella molto semplice e di breve durata, al massimo vi ruberà 45-60 minuti compreso il riscaldamento. Nel corso dei mesi potreste anche variare gli esercizi in modo da diversificare i vostri allenamenti, ma sempre rispettando i seguenti principi:

- Non utilizzate un gran numero di esercizi nel corso della seduta, 1-2 per distretto muscolare è più che sufficiente.
- Curate in particolar modo la regione posteriore: dorsali, deltoidi posteriori, trapezio mediale, glutei, ischiocrurali.
- Enfatizzate il lavoro su addominali e lombari.

Ed ecco, a seguire, gli esercizi che eseguirete nel corso della seduta in palestra.

Primo giorno

A1– Croci panca piana

Impugnate 2 manubri e distendetevi su una panca piana; le braccia sono distese e leggermente piegate. Da questa posizione, iniziate ad abbassare il carico eseguendo un ampio movimento circolare e mantenendo sempre le braccia leggermente piegate. Una volta giunti ad altezza dei pettorali, eseguite il movimento contrario per ritornare alla posizione di partenza.

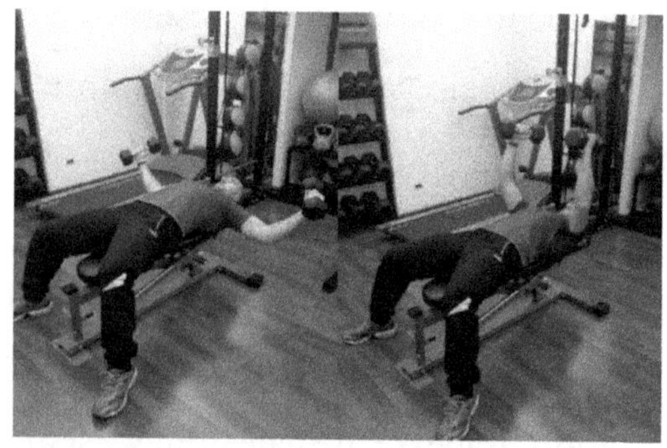

A2 – Tirate allo sterno con trazibar al pulley orizzontale

Seduti al pulley orizzontale, impugnate una trazibar, da braccia quasi completamente distese, tirate allo sterno mantenendo i gomiti alti ad altezza spalle. Stop di 2 secondi e tornate.

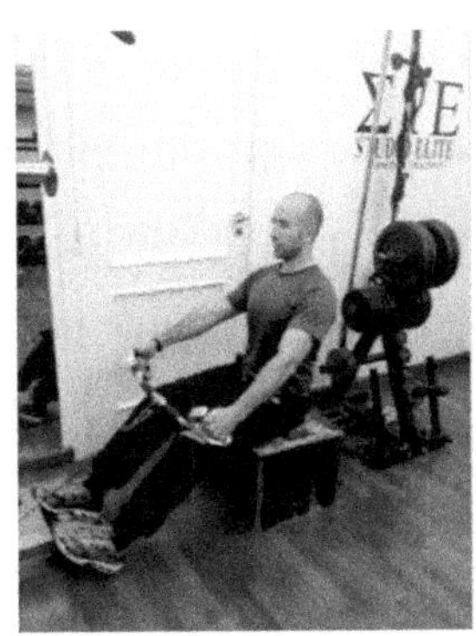

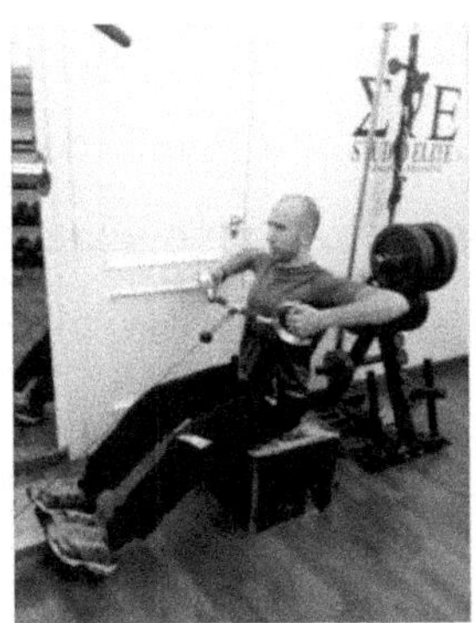

B1 – Lento manubri

Seduti su una panca inclinata a 75°, impugnate 2 manubri e portateli ad altezza spalle. Da questa posizione, distendere in alto le braccia fino a superare la testa. Da qui ritornate lentamente alla posizione di partenza e ripetete.

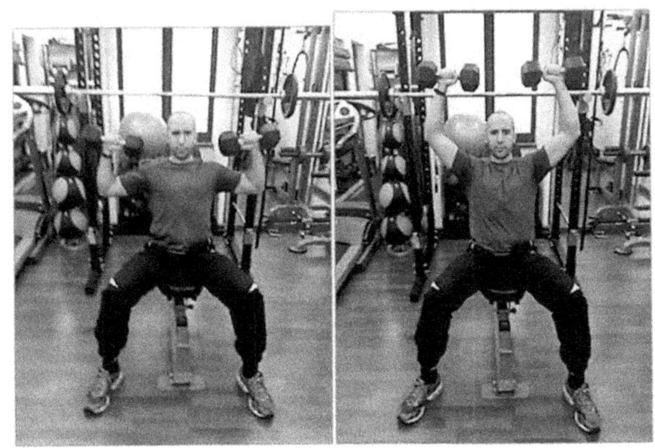

B2 - Ponte per glutei e femorali con spalle poggiate su panca

Posizionatevi alla panca come nella foto, con braccia distese ai lati e spalle ben appoggiate. Piedi poco più larghi del bacino e posizionati in modo da formare un angolo di 90° tra coscia e gamba.

Da questa posizione, abbassate il bacino fino quasi a toccare il pavimento. In modo esplosivo ma sempre controllato e concentrandovi sui glutei e gli ischiocrurali, tornate alla posizione iniziale, dove dovrete avere una linea dritta che va dal ginocchio alla spalla.

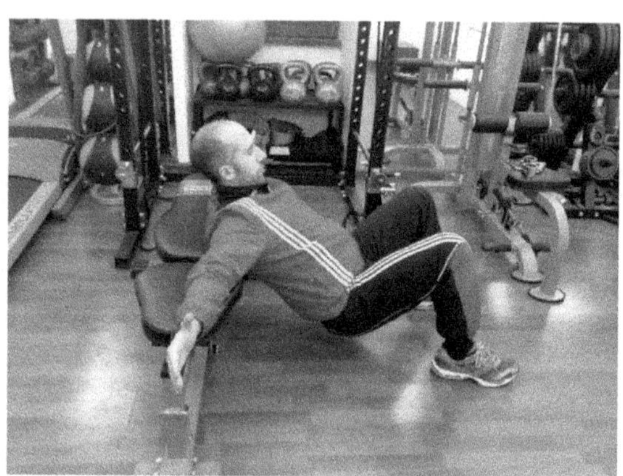

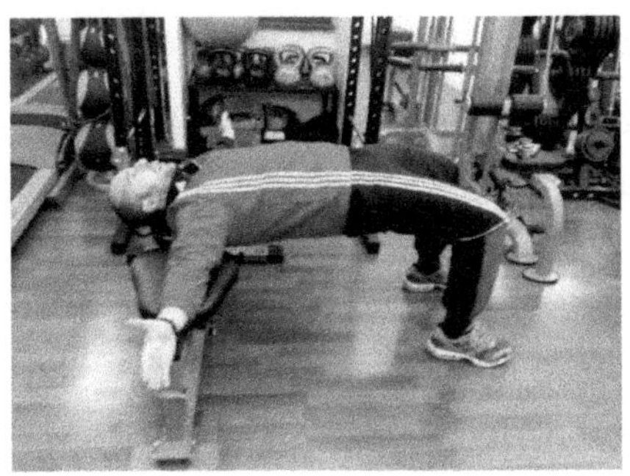

C1 - Curl Bilanciere angolato presa ampia

In piedi, piedi larghezza bacino. Impugnate il bilanciere con una presa poco più larga delle spalle. Senza portare i gomiti in avanti o indietro o verso l'esterno, sollevate il carico flettendo l'avambraccio sul braccio. Senza fermarvi nel punto alto, tornate alla posizione di partenza lentamente.

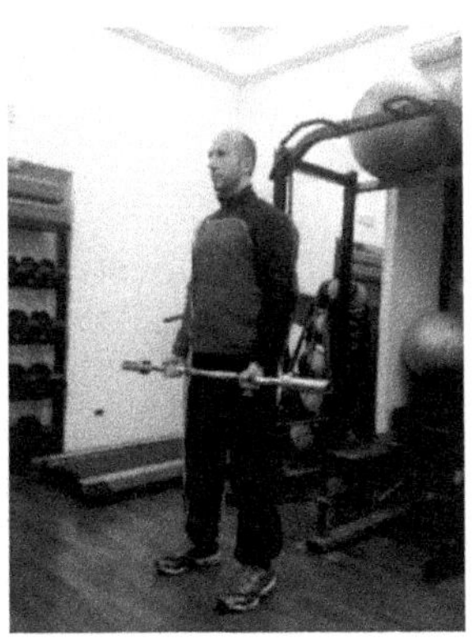

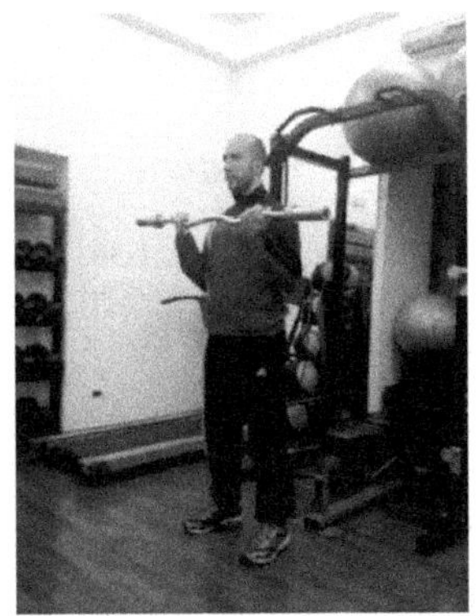

C2 – French press bilanciere su panca piana

Impugnate un bilanciere angolato nella parte stretta di questo. Sdraiatevi su una panca piana e distendete le braccia. Da questa posizione flettete gli avambracci fino a che il bilanciere non arrivi alla fronte. Stop di 1 secondo e, con decisione, senza allargare i gomiti, sollevate il carico.

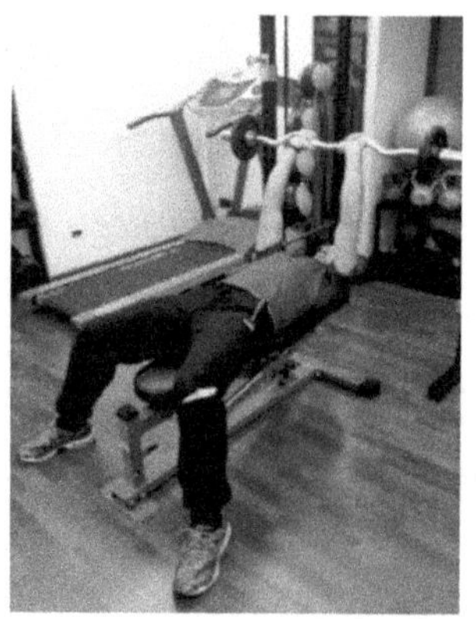

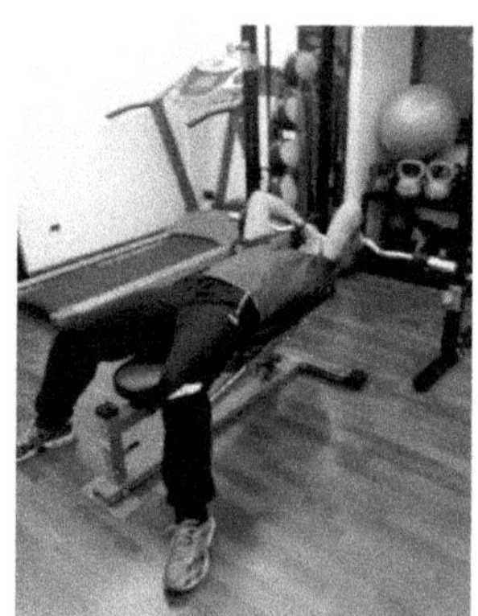

D – Leg curl con fitball

Piedi poggiati sulla fitball e gambe distese. Sollevate i glutei e tirate i piedi verso di voi sollevando contemporaneamente il bacino. Alla fine del movimento dovrete avere una linea dritta che va dal ginocchio alla spalla.

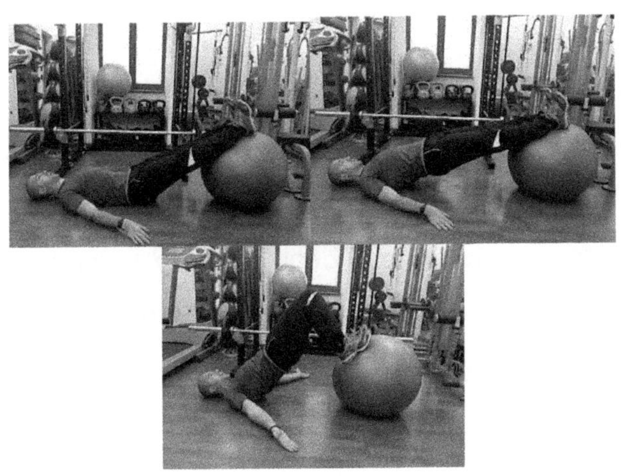

E – Ponte Isometrico (Bridge)

Posizionatevi come nella foto. Piedi uniti, gomiti appoggiati sotto le spalle. Mantenete la posizione evitando di far "crollare" il bacino verso il basso. Dovete avere una linea dritta che va dal capo ai glutei.

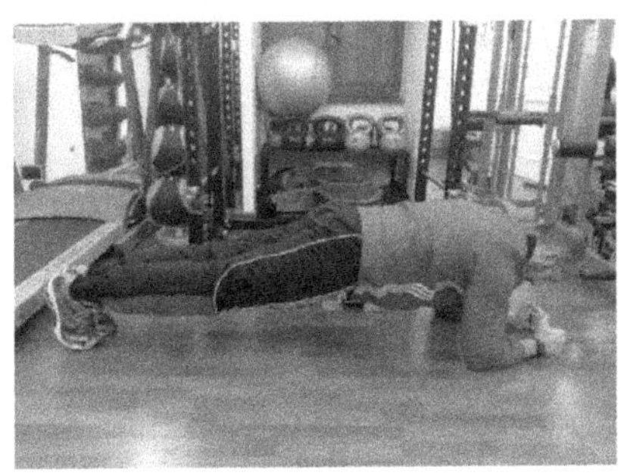

Secondo giorno

A1 – Step up

Piede destro su due step sovrapposti o su di una panca e piede sinistro in corrispondenza del bacino. Angolo di 90° tra coscia e gamba destra. Da questa posizione, facendo forza con la gamba destra, salite completamente su di essa. Quindi riportate il piede sinistro a terra. Eseguite il numero di ripetizioni prescritte per il lato destro prima di passare a quello sinistro.

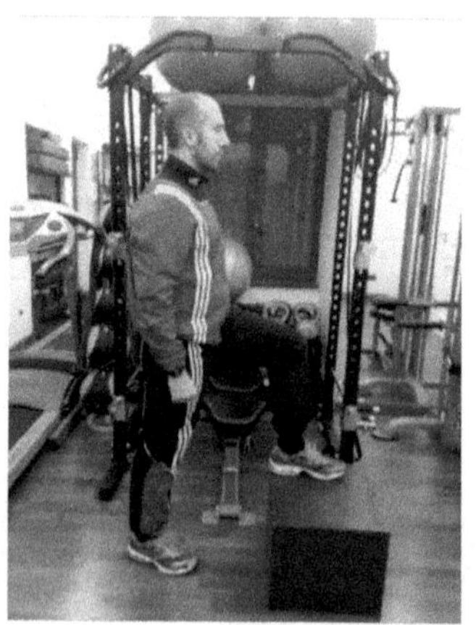

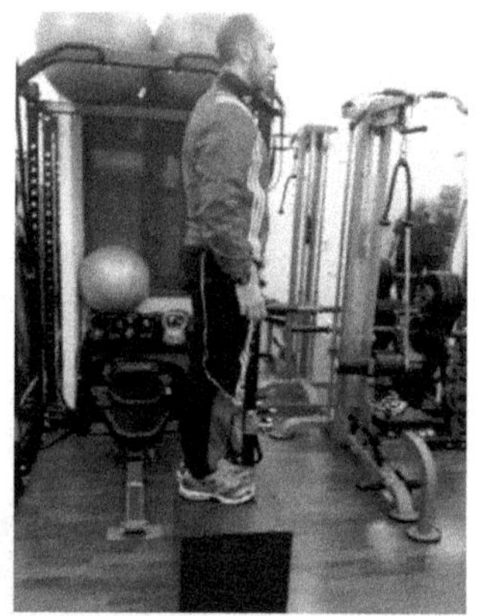

A2 – Lat machine Avanti

Sedetevi in corrispondenza del cavo, busto dritto, presa poco più larga delle spalle. Da braccia quasi completamente distese, tirate la barra alle clavicole. Stop di un secondo e ritornate alla posizione di partenza. Busto sempre dritto, non inclinatevi indietro.

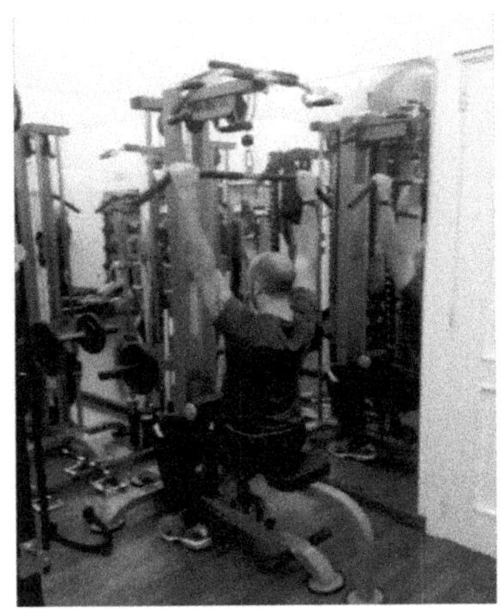
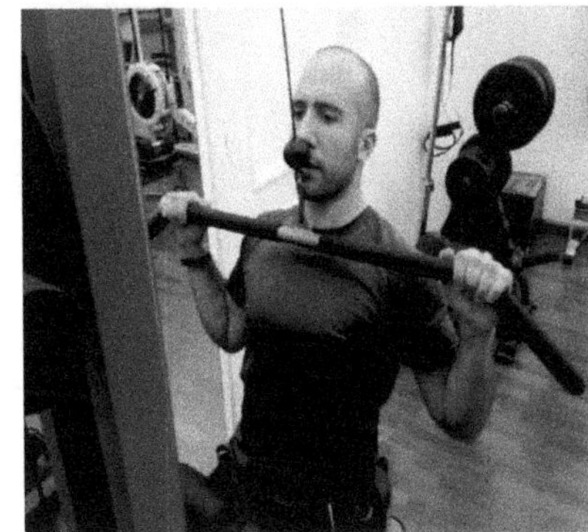

B1 - Alzate Laterali

In piedi, manubri ai lati del corpo, braccia leggermente piegate. Da questa posizione sollevate lateralmente le braccia fino ad altezza spalle mantenendole sempre leggermente piegate. Stop di 2 secondi e ritornate alla posizione di partenza.

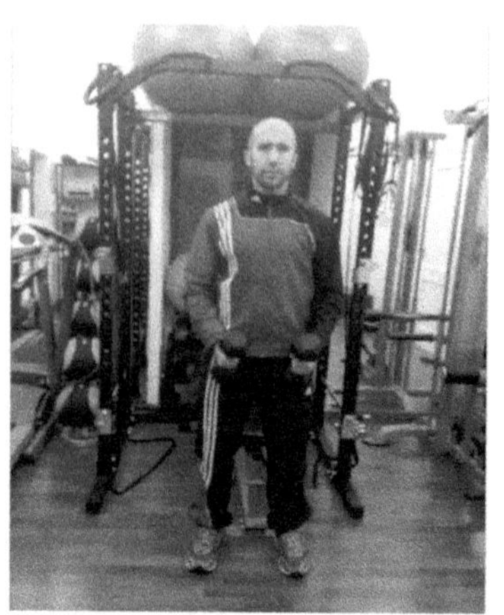

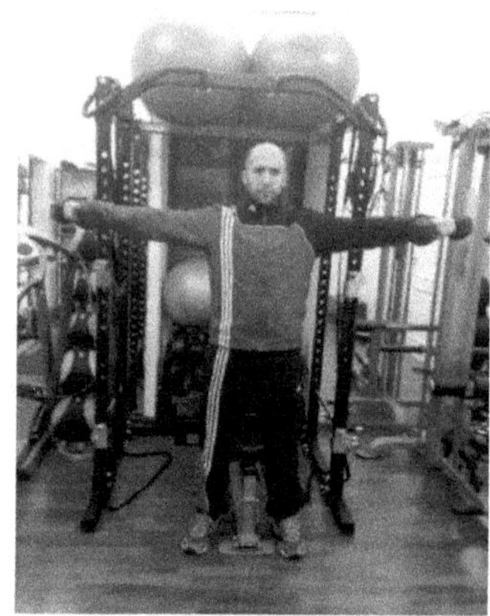

B2 – Bird Dog

Posizionatevi come nella foto badando di posizionare le braccia in corrispondenza delle spalle e le cosce in corrispondenza del bacino. Da questa posizione distendete contemporaneamente il braccio sinistro e la gamba destra. Mantenete la posizione 2 secondi e poi eseguite l'altro lato così via fino al numero di ripetizioni prescritte per lato. Sguardo sempre rivolto in basso, mai in avanti.

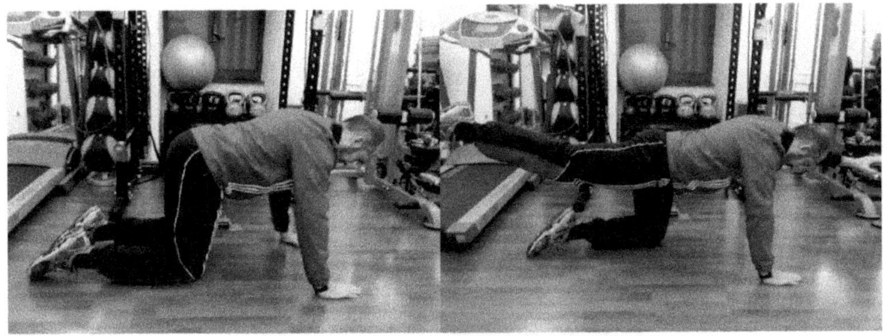

C1 – Alzate 90°

Busto appoggiato alle cosce, palmi in pronazione, braccia leggermente piegate. Salire lentamente fino all'altezza delle spalle. Stop di 2 secondi e abbassare il carico lentamente.

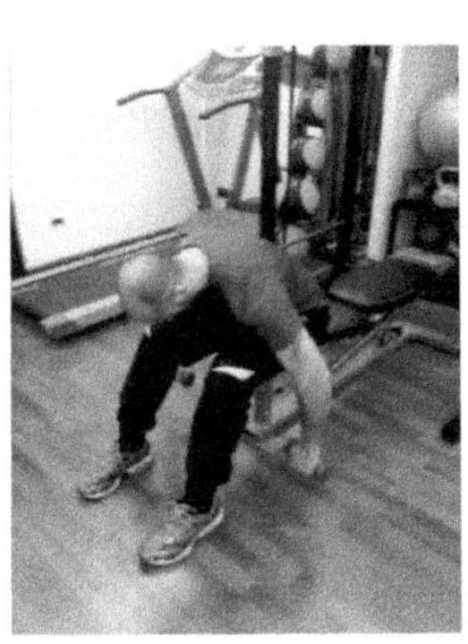

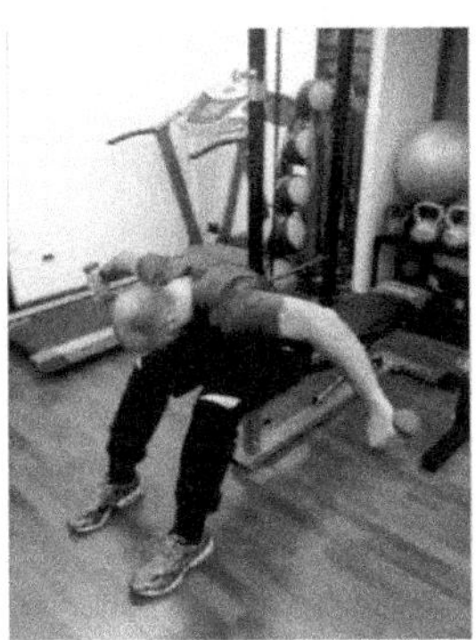

C2 – Ponte laterale isometrico

Posizionatevi come nella foto poggiandovi sul gomito. Dovrete mantenere il bacino alto impedendo che ceda verso il basso. Come il ponte isometrico visto in precedenza ma ora lavoreremo sui muscoli obliqui.

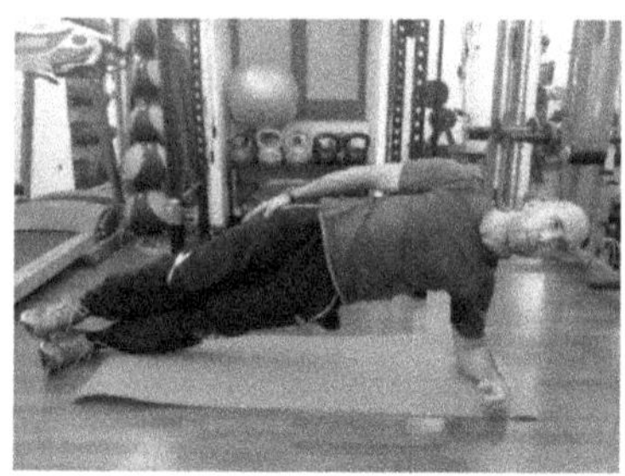

Tuttavia, per un corridore il potenziamento muscolare può essere eseguito anche in maniera differente, e forse anche più funzionale, tramite la corsa in salita. In questo caso vi sarà un'attivazione assolutamente specifica dei muscoli coinvolti nella corsa rispettando pertanto la dinamica del movimento, cosa che non può accadere con altrettanta perfezione all'interno della palestra. Inoltre, allenarsi in salita ha un costo energetico superiore rispetto al farlo in pianura, e quindi brucerete un gran numero di calorie.

Se avete intenzione di provare questo nuovo tipo di mezzo, vi consiglio di partire da ascese non troppo impegnative. In genere una pendenza del 5-8% può andare bene per la maggior parte dei podisti. Inoltre, iniziate con brevi tratti, per esempio 1-2 chilometri, per poi aumentarli gradualmente nel corso dei mesi. Mantenete un ritmo moderato, una respirazione leggermente impegnata e una frequenza cardiaca pari a quella del Medio (80-85%). Inserite questo allenamento dopo aver raggiunto il primo obiettivo, cioè correre per 30 minuti.

Come abbiamo visto, il secondo obiettivo è quello di percorrere 10 chilometri. Se volete, in questa seconda fase potete inserire, il lunedì, al posto della classica seduta di Lento, una seduta di 1-2 chilometri in salita, ovviamente dopo esservi ben riscaldati in pianura. Concludete la seduta percorrendo 1-2 chilometri pianeggianti e facendo i classici allunghi per "sciogliere" le gambe.

SEGRETO n. 19: la corsa in salita consente di potenziare la muscolatura in modo specifico e funzionale: eseguitela una volta a settimana dopo essere riusciti a percorrere i primi 30 minuti.

Io consiglio di combinare le due forme di potenziamento viste, poiché ciascuna di esse vi porterà grandi benefici, seppur differenti. Inoltre, cosa non trascurabile, daranno varietà ai vostri allenamenti rendendo la vostra avventura ancora più interessante e avvincente. Il mio obiettivo non è solo quello di farvi correre per un certo numero di chilometri, ma migliorare il vostro benessere psicofisico.

Non lasciatevi influenzare da coloro che affermano, categoricamente, che per raggiungere un certo stato di salute si debba necessariamente praticare un certo sport o farlo secondo determinate regole. Le regole esistono, è vero, ma le dovrete adattare alle vostre caratteristiche, all'obiettivo che vi prefiggete e anche al vostro carattere. Regole che non devono condizionare la vostra vita.

Sebbene molti tecnici, per esempio, dicano che si deve correre per un determinato numero di volte a settimana, scordatevelo e sentitevi padroni delle vostre sensazioni; fatelo con la frequenza che vi è più congeniale e soprattutto in base ai vostri impegni e necessità personali. Se una settimana vi dovesse capitare di poter andare a correre solo 2 volte invece di 3 o 4, non è un problema, la settimana successiva andrà meglio. Benessere psico-fisico, ecco cosa vogliamo...

SEGRETO n 20: allenatevi in base alle vostre esigenze e impegni senza farvi influenzare da determinate regole; l'attività fisica deve essere il mezzo che vi permette di raggiungere un benessere psico-fisico costante senza rovinare la vostra quotidianità.

RIEPILOGO DEL CAPITOLO 3:

- SEGRETO n. 16: il potenziamento muscolare è un mezzo estremamente utile ed efficace per migliorare la postura di un atleta.
- SEGRETO n. 17: tramite un allenamento ben programmato è possibile prevenire i vari tipi di infortuni che possono colpire un runner.
- SEGRETO n. 18: chi si dedica alla corsa non deve assolutamente temere di aumentare la sua massa muscolare a tal punto da peggiorare i suoi tempi, viste le differenze in termini d'intensità e volume che intercorrono tra il classico allenamento di un body-builder e quello di un atleta.
- SEGRETO n. 19: la corsa in salita consente di potenziare la muscolatura in modo specifico e funzionale: eseguitela una volta a settimana dopo essere riusciti a percorrere i primi 30 minuti.
- SEGRETO n. 20: allenatevi in base alle vostre esigenze e impegni senza farvi influenzare da determinate regole; l'attività fisica deve essere il mezzo che vi permette di raggiungere un benessere psico-fisico costante senza rovinare la vostra quotidianità.

CAPITOLO 4:
Come deve alimentarsi il runner

Ogni atleta che si rispetti, oltre a doversi allenare seguendo la programmazione più adatta alle sue caratteristiche ed esigenze e sfruttando i metodi più efficaci, deve curare in modo particolare la sua alimentazione; insomma, deve mangiare bene. Ma cosa significa mangiare bene? Alimentarsi correttamente significa, semplicemente, fornire al corpo tutti i nutrienti indispensabili per poter non solo sopravvivere, ma farlo nel migliore dei modi.

Ormai è risaputo che un deficit di determinate sostanze porta a tutta una serie di conseguenze assolutamente nocive per il nostro organismo. Ecco perché, specie chi si allena con una certa frequenza e intensità, ha bisogno di seguire delle regole ben precise per migliorare la propria prestazione ma, soprattutto, per mantenersi in ottima salute per il resto della sua vita.

Il nostro corpo necessita di nutrienti quali: carboidrati, proteine, grassi, vitamine e sali minerali. Nel momento in cui li avrà ottenuti nella giusta proporzione tramite il cibo, vi posso assicurare che la vostra performance farà un salto di qualità. Non solo vi sentirete più energici fisicamente ma noterete una maggiore concentrazione, vitalità... insomma, un maggiore benessere generale.

SEGRETO n. 21: per migliorare le prestazioni, ma soprattutto rimanere in forma e in salute per tutta la vita, ogni atleta necessita di una corretta alimentazione ; all'organismo bisogna fornire carboidrati, proteine, grassi, vitamine e sali minerali.

Vediamo brevemente le caratteristiche di questi nutrienti, in modo che abbiate le idee chiare su come dovrete comportarvi a tavola.

Carboidrati

I ***carboidrati***, detti anche ***glucidi***, sono sostanze organiche costituite da carbonio, idrogeno e ossigeno. Ogni grammo di carboidrati fornisce quattro calorie. Si suddividono in monosaccaridi, disaccaridi e polisaccaridi.

I più importanti **monosaccaridi** sono il *glucosio,* il *fruttosio* e il *galattosio.* I **disaccaridi** (per esempio il *saccarosio* e il *lattosio*) sono formati dall'unione di glucosio e di un altro monosaccaride. I **polisaccaridi** sono carboidrati complessi (fino a migliaia di zuccheri). Fra quelli di origine vegetale ricordiamo l'*amido.* Nell'ambito dei polisaccaridi troviamo anche le *fibre* che, pur non essendo digerite né assorbite dall'organismo, hanno comunque un ruolo fondamentale. Fra i polisaccaridi ritroviamo il *glicogeno,* estremamente importante in quanto nell'organismo sono presenti circa 350-500 grammi di carboidrati, quasi tutti sotto forma di *glicogeno.*

Da un punto di vista energetico, i carboidrati vi daranno un grande contributo poiché il corpo tende a sfruttarli in maniera privilegiata specie nel corso di allenamenti di una certa intensità. Parlando dei carboidrati non possiamo non citare il cosiddetto Indice glicemico (IG) che indica la velocità con cui aumenta la glicemia (ovvero la concentrazione di glucosio nel sangue) in seguito all'assunzione di una certa quantità di carboidrati. Più avanti vi spiegherò perché è così importante valutare l'Indice glicemico nell'ambito di una corretta alimentazione.

SEGRETO n. 22: i carboidrati rappresentano una delle fonti energetiche più utilizzate nel corso dei vostri allenamenti specie quelli più intensi.

Proteine

Le proteine sono formate da catene di alpha-aminoacidi legati tra loro dal legame peptidico. Caratteristica peculiare delle proteine è quella di andare soggette a un continuo processo di demolizione e sintesi, che va sotto il nome di "turnover proteico". Gli aminoacidi sono distinti in aminoacidi non essenziali, in quanto prodotti naturalmente dal nostro organismo, e aminoacidi essenziali, così denominati perché è necessario ottenerli tramite l'alimentazione. Le proteine forniscono 4 calorie per grammo e sono presenti in alimenti quali carne, pesce, uova, latticini, salumi e legumi.

Le loro funzioni sono varie e tra queste possiamo ricordare:

- *Funzione plastica*: devono infatti fornire a tutti i tessuti gli aminoacidi necessari per attuare i processi di accrescimento e riparazione.
- *Funzione di trasporto*: diverse proteine sono responsabili di

trasportare importanti sostanze verso determinati siti, come il caso dell'emoglobina che lega a sé l'ossigeno.

- *Funzione energetica*: in determinati casi (digiuno, scarsa assunzione di carboidrati nel corso di una dieta, deplezione delle scorte di glicogeno in seguito ad allenamenti di una certa durata), le proteine possono essere sfruttate a scopo energetico.

SEGRETO n. 23: le proteine sono indispensabili per i processi di accrescimento e rigenerazione del tessuto muscolare.

Grassi

Sono sostanze di origine sia animale sia vegetale. Forniscono un elevato numero di calorie per grammo rispetto ai carboidrati e alle proteine, circa 9 calorie per grammo. Mi preme ricordare come sia necessaria un'assunzione ottimale all'interno di una dieta dei grassi monoinsaturi e polinsaturi, quelli presenti nell'olio extravergine di oliva, nella frutta secca, in pesci come il salmone, le sardine, lo sgombro. Dovranno essere invece limitati quelli cosiddetti saturi presenti invece nelle carni grasse o nei latticini ad alto contenuto lipidico. Un'assunzione dei primi è in grado di migliorare il vostro quadro lipidico grazie sia a un aumento del colesterolo HD., quello ad alta densità – detto anche colesterolo buono – sia a una riduzione di quello LDL, a bassa densità.

SEGRETO n. 24: i grassi rivestono un ruolo essenziale in molti processi, quindi non riducetene eccessivamente le quantità; utilizzate grassi mono e polinsaturi derivanti da olio extravergine di oliva, frutta secca come noci e mandorle e pesce come salmone, sardine e sgombro, in modo da ottimizzare il vostro fabbisogno giornaliero.

Vitamine e sali minerali

Cosiddette micronutrienti, sono importantissime sostanze che, sebbene non apportino energia, sono indispensabili per mantenere in ottima salute il vostro organismo. Tra queste possiamo citare la vitamina A, importante per il benessere dei tessuti (capelli, unghie, pelle, denti) oltre per il ruolo essenziale che ha anche per ciò che concerne le nostre capacità visive. Ricordiamo, inoltre, il gruppo B, in cui rientrano diverse vitamine come la B1, B2, B3, B5, B6, B8, B9 e B12. Rivestono importanti funzioni per quanto riguarda il metabolismo dei carboidrati e delle proteine, la sintesi del colesterolo e degli ormoni corticosurrenali. Inoltre assicurano il corretto funzionamento del sistema nervoso centrale.

Tra i sali minerali annoveriamo il potassio e il magnesio. Il primo partecipa a moltissimi processi: contrazione muscolare, regolazione dell'acqua all'interno delle cellule, sintesi proteica. Il magnesio, invece, è indispensabile per le ossa, per il metabolismo dei carboidrati e delle proteine ecc. Ho voluto ricordare questi sali minerali perché spesso, specie se ci si allena in condizioni di caldo o notevole umidità, se ne può subire una notevole perdita, che rende necessaria una loro integrazione. Una carenza di potassio, per esempio, è associata alla comparsa dei classici crampi.

SEGRETO n. 25: le vitamine e i sali minerali sono una parte essenziale del vostro piano alimentare in quanto responsabili dei moltissimi processi che avvengono nell'organismo: assicuratevene la giusta quantità mangiando frutta e verdura.

Dopo aver analizzato brevemente le caratteristiche di questi nutrienti, vediamo come fare per creare un piano alimentare ideale che riesca soddisfare le vostre necessità. In questo caso non vi darò una dieta, ma tutta una serie di indicazioni, semplici e di facile attuazione, che vi assicuro che vi consentiranno di non patire né la fame né la fatica nel corso degli allenamenti. Ciò non significa che non vi stancherete ma che sarete comunque più energici e reattivi e resistenti rispetto a un atleta che sottovaluta tale aspetto.

Poco fa abbiamo accennato all'importanza dei carboidrati in quanto sono una delle risorse energetiche di base per il corpo nel corso di un allenamento specie quelli più duri come nel caso delle Ripetute o il Corto veloce per esempio. Ovviamente vi sono carboidrati e carboidrati e di questo dovrete tenere conto. Si è citato in precedenza il cosiddetto Indice glicemico. Voglio spiegarvi in parole semplici cosa avviene quando ingerite dei carboidrati in modo che vi sia chiaro il perché ne dovrete assumere certi piuttosto che altri in determinati momenti della giornata. Ciò vi sarà di aiuto anche per scegliere cosa mangiare prima e dopo ogni vostra seduta.

Ogni alimento ha, come abbiamo detto, un suo Indice glicemico.

Il pane bianco, per esempio, è tra quelli dall'IG più elevato, il che significa che una sua assunzione eccessiva porta a un repentino innalzamento della glicemia, con conseguente produzione elevata di un ormone, l'insulina. Questo ormone ha sostanzialmente il dovere di riportare a valori normali la glicemia trasportando tali zuccheri all'interno delle cellule.

Il problema sta nel fatto che un eccessivo consumo di carboidrati dall'elevato IG porta a un'iperstimolazione del pancreas con conseguente costante produzione di tale ormone. Alla lunga questa condizione potrà sfociare nella cosiddetta insulino-resistenza. L'insulina non riesce, insomma, a svolgere la sua funzione al meglio proprio a causa dell'aumentata resistenza da parte delle cellule alla sua azione, e quindi è facile che gli zuccheri che permangono a livello plasmatico vengano convertiti in grasso.

Vi starete chiedendo come si possa risolvere il problema. Ovviamente la soluzione sta nello scegliere sia gli alimenti dall'Indice glicemico più moderato ma soprattutto combinarli con la giusta quantità di grassi e proteine. Infatti è vero che l'IG è un valore da considerare, ma bisogna ricordare che può essere condizionato dalla presenza dei grassi, per esempio all'interno del pasto. Infatti la presenza di questi e mi riferisco all'olio di oliva o a quelli presenti nella salutare frutta secca, tenderà ad smorzare l'IG di quel alimento. Così come anche le fibre, per esempio quelle presenti nella verdura, hanno questo potere. Ecco una tabella degli alimenti suddivisi in base al loro IG; utilizzate prevalentemente quelle dall'IG medio-basso.

Indice Glicemico Alimenti (I.G)					
Alimento	I.G	Alimento	I.G	Alimento	I.G
Alto Indice Glicemico		**Indice Glicemico Moderato**		**Basso Indice Glicemico**	
Sciroppo di Glucosio	100	Succo di Mela	50	Arancia	35
Patate Fritte	95	Bulgur Integrale	50	Fagioli Cannellini	35
Patate al Forno	95	Cachi / Kiwi	50	Amaranto	35
Farina di Riso	95	Ananas	50	Azuki	35
Fecola di Patate	95	Muesli senza Zucchero	50	Fagioli Rossi / Neri	35
Carote Cotte	85	Patate Dolci	50	Farina di Ceci	35
"Latte" di Riso	85	Farina di Farro Integrale	45	Semi di Lino / Sesamo	35
Farina Bianca	85	Pane Azzimo Integrale	45	Pesche	35
Riso Soffiato	85	Pane Int. Tostato	45	Piselli Freschi	35
Gallette di Riso	85	Semola Integrale	45	Prugne	35
Pane Bianco	85	Farro	45	Riso Selvatico	35
Pop Corn	85	Riso Basmati Integrale	45	Quinoa	35
Zucca	75	Segale	45	Salsa di Pomodoro	35
Anguria / Melone	75	Succo Arancia	45	Albicocche	30
Zucchero	70	Succo Pompelmo	45	Carote Crude	30
Tagliatelle (grano tenero)	70	Farina di Segale Int.	45	Ceci	30
Fette biscottate	70	Cous Cous Integrale	45	"latte" di soia	30
Pane Azzimo	70	Pasta Integrale al Dente	40	"latte" d'avena	30
Riso Bianco	70	Pane Azzimo Integrale	40	Fruttosio	20
Miglio	70	Pane Int. Lievito Naturale	40	"yogurt" Soia Naturale	20
Zucchero Integrale	65	Avena	40	Cacao in Polvere	20
Pane Integrale	65	Kamut	40	Farina di Carrube	15
Cous Cous	65	Grano Saraceno	40	Noce / Nocciola	15
Mais	65	Thain	40	Sciroppo Agave	15
Orzo Perlato	60	Fiocchi d'Avena Crudi	40	Crusca Avena / Frumento	15
Riso Lungo	60	Prugne Secche	40	Soia	15
Bulgur	55	Fico Secco	40	Tofu / Tempeh	15
Riso Rosso	55	Pane di Grano Saraceno	40	Zucchine	15

SEGRETO n. 26: l'Indice glicemico è un valore assolutamente da considerare nella vostra alimentazione: per non correre il rischio di andare incontro alla cosiddetta insulino-resistenza, utilizzate cibi dall'Indice glicemico medio-basso e, soprattutto, inserite in ogni pasto una piccola quantità di grassi buoni e di fibre, in modo da poterlo agevolmente ridurre.

Bisogna anche prestare attenzione alla quantità di cibo assunta a ogni pasto. Spesso noto che molti tendono a sottostimarla, specie se si tratta dell'amata pasta. Parlano del classico "piatto normale" come generalmente si dice, ma il più delle volte non immaginano che la quantità assunta sfora di molto rispetto a quella ideale. E pertanto poi si chiedono: «Perché non dimagrisco? Anzi mi vedo più gonfio, eppure mangio bene, la pasta in bianco, non ci metto neanche l'olio certe volte, quindi niente grassi...»

Ecco l'errore che vedo commettere dai più: assunzione smodata di carboidrati e riduzione eccessiva dei grassi. Facciamo una precisazione: non è che la pasta, il pane, il riso, le patate (cito questi alimenti perché, specie nell'ambiente delle palestre, sono particolarmente demonizzati) facciano ingrassare. Tutto sta nell'assumerne la quantità giusta, che ovviamente varia da persona a persona. Infatti, ad esempio, per ciascun soggetto bisogna considerare le attività quotidiane, oltre che il tempo dedicato all'esercizio fisico. Il classico impiegato di banca, seduto per 6 ore, che non pratica sport perché "ha poco tempo", non potrà assumere la stessa quantità di carboidrati e di calorie giornaliere di un operaio costretto per 8-10 ore a un lavoro fisico e impegnativo. Ricordate questa regola molto semplice: la scelta del cibo e della sua quantità varia in relazione a ciò che farete e a ciò che avete fatto.

Nel caso in cui mi dovessi allenare duramente, – in altre parole, mi aspetta un'ora ad alta intensità – è utile assumere una buona quantità di carboidrati complessi almeno 3 ore prima, in modo da riempire le riserve di glicogeno e poter ritardare la fatica. Nel caso in cui dovessi andare tra poche ore a dormire, è inutile farsi un panino ben farcito visto che il mio corpo non saprebbe che farsene; meglio mantenersi leggeri no? Terzo caso: ho necessità di recuperare le risorse energetiche spese durante un duro allenamento, un buon piatto di riso ci sta bene. Il corpo farà in modo da "portarlo" lì dove ve n'è la necessità, cioè a livello muscolare, per consentirgli un rapido recupero.

SEGRETO n. 27: il segreto per non accumulare grasso indesiderato è alimentarsi in base a ciò che si è fatto e a ciò che si farà: tenete conto di questa semplice regola.

Ecco un esempio di come può essere composto un pasto preallenamento (ci si riferisce a un allenamento di intensità medio-alta): un panino integrale(50-70 grammi) con 2-3 fettine di prosciutto + 1 mela; un piatto di pasta (circa 70 grammi) con una spolverata di parmigiano e un cucchiaino di olio di oliva + 1 pera.

Nel caso in cui doveste sostenere una seduta non impegnativa come un classico Lento dal chilometraggio limitato, potrete ridurre le quantità, anzi, in alcuni casi, consiglio addirittura di non ingerire nulla. È infatti un modo per adattare il corpo a potersi sostenere anche quando le scorte di glicogeno sono terminate o di rallentarne l'utilizzo privilegiando però i grassi di deposito. Molti atleti, anche di alto livello, in certi casi non assumono intenzionalmente nulla prima di partire. Essendo il corpo in una condizione di ipoglicemia, si tenderanno a sfruttare i grassi di deposito che, specie per chi corre sulle lunghe distanze, rappresentano una riserva energetica di grande importanza.

Ritengo utile questo stratagemma anche nel caso in cui si voglia velocizzare il dimagrimento, poiché consente di utilizzare i grassi in modo più rapido nel corso della seduta. Vi sconsiglio di fare una cosa del genere nel momento in cui dovrete correre a ritmi sostenuti. In questo caso, 3 ore prima fate un buon pasto sempre però badando a non esagerare con le porzioni.

Ecco alcune semplici indicazioni per alimentarsi al meglio e rimanere in forma costantemente:

- Iniziate la giornata con una ricca colazione nella quale siano presenti proteine di elevato valore biologico, bianchi d'uovo, salumi o latticini magri; carboidrati complessi di tipo integrale (come pane di segale o di farro o una piccola porzione di fiocchi di avena); grassi buoni come mandorle o noci.
- Inserite 1-2 spuntini nel corso della giornata a base di frutta o di yogurt, ottimo quello greco.
- Pranzate adoperando carboidrati complessi in quantità moderata. Privilegiate quelli integrali. Ponetevi vicino un secondo, carni magre o del pesce per esempio, accompagnato da una porzione di verdure; il tutto condito con olio di oliva extravergine.
- Concludete la giornata con un pasto leggero specie se rincasate tardi dal lavoro. Anche in questo caso, la scelta potrà cadere su un secondo, una porzione di verdure e dei carboidrati complessi di tipo integrale in quantità limitata.

- Aumentate leggermente la quantità di carboidrati nel pasto post-allenamento. In questo momento dovrete sfruttare la potente azione dell'insulina in vostro favore. Subito dopo una dura sessione, consiglio di assumere alimenti dall'elevato Indice glicemico (un succo di frutta o una banana, per esempio) in modo da favorire rapidamente il trasporto ai muscoli, da parte dell'insulina, degli zuccheri ingeriti. L'insulina non è sempre vostra nemica, sappiatela sfruttare al momento giusto.
- Idratatevi al meglio nel corso di tutta la giornata: 2-3 litri di acqua sono sufficienti ad assicurare al corpo uno stato d'idratazione ottimale. Aumentate tali quantità specie se vi allenate durante la calda stagione estiva e cercate di bere ancor prima di sentire la classica sensazione di sete.

Ecco, dovrete semplicemente fare questo, niente di più e niente di meno. Vi do la certezza che non solo riuscirete a ottenere prestazioni migliori su strada, ma che ne guadagnerete in salute.

Desidero concludere questo capitolo affrontando un argomento molto dibattuto in ambito sportivo, vale a dire l'utilità degli integratori alimentari per un atleta. Ormai è dimostrato come un intelligente utilizzo degli integratori sia di grande aiuto al runner, specie in caso di allenamenti intensi e frequenti nel corso dell'anno che, alla lunga, potrebbero portare a una carenza di determinate sostanze (vitamine e sali minerali in particolare) sebbene l'alimentazione sia apparentemente corretta. Ecco allora un elenco di quelli che secondo me, potrebbero essere gli integratori più efficaci.

Multivitaminico

Integratore a base, appunto, di vitamine. Tra tutte meritano molta considerazione quelle cosiddette antiossidanti, vitamina A, E, C, che sono in grado di contrastare la produzione dei cosiddetti radicali liberi, sostanze la cui presenza può essere causa non solo di infortuni ma anche di patologie gravi. Specie se l'atleta non è un gran consumatore di frutta e verdura, il multivitaminico diviene ancora più importante.

Aminoacidi ramificati

Sebbene siano più noti nell'ambito delle palestre, tuttavia possono rivestire un ruolo essenziale anche per un corridore. Gli aminoacidi ramificati, in particolare, svolgono svariate funzioni tra le quali ricordiamo:

- *Funzione energetica e di risparmio muscolare*. Nel corso di un allenamento, specie quelli più duri e anche di una certa durata, una delle fonti energetiche diviene anche il tessuto muscolare. Insomma vengono catabolizzati a scopo energetico i nostri amati muscoli. Gli aminoacidi ramificati, avendo una funzione energetica, evitano o limitano perlomeno questo fenomeno, consentendo appunto un risparmio muscolare.
- *Favoriscono e velocizzano il recupero*. Una loro assunzione, specie dopo l'allenamento, è in grado di velocizzare i processi di recupero, specie se assunti con una buona quantità di carboidrati dall'Indice glicemico elevato, in modo da originare una vantaggiosa produzione d'insulina che andrà a veicolare tali aminoacidi direttamente verso i muscoli.

Proteine in polvere

Altro integratore molto sfruttato dagli atleti in palestra. A differenza dei precedenti, non è sempre necessario se si ha la possibilità di nutrirsi in modo "naturale". Tuttavia risulta comodo specie per coloro i cui ritmi lavorativi, per esempio, non consentono un'ottimale assunzione proteica derivante dal cibo. Un esempio è colui che non può permettersi un pranzo decente in cui sia presente un secondo a base di carne o pesce o necessiti di fare un veloce spuntino nel corso della giornata. In questo caso, prepararsi un frullato proteico, abbinato eventualmente a della frutta fresca, può essere una soluzione, vista anche la rapidità della preparazione.

SEGRETO n. 28: gli integratori, se utilizzati in modo intelligente possono aiutarvi a migliorare la prestazione consentendo un recupero muscolare più rapido e limitando il rischio di carenze di determinate sostanze come vitamine e sali minerali.

RIEPILOGO DEL CAPITOLO 4:

- SEGRETO n. 21: per migliorare le prestazioni, ma soprattutto rimanere in forma e in salute per tutta la vita, ogni atleta necessita di una corretta alimentazione; all'organismo bisogna fornire carboidrati, proteine, grassi, vitamine e sali minerali.
- SEGRETO n. 22: i carboidrati rappresentano una delle fonti energetiche più utilizzate nel corso dei vostri allenamenti specie quelli più intensi.
- SEGRETO n. 23: le proteine sono indispensabili per i processi di accrescimento e rigenerazione del tessuto muscolare.
- SEGRETO n. 24: i grassi rivestono un ruolo essenziale in molti processi, quindi non riducetene eccessivamente le quantità; utilizzate grassi mono e polinsaturi derivanti da olio extravergine di oliva, frutta secca come noci e mandorle e pesce come salmone, sardine e sgombro, in modo da ottimizzare il vostro fabbisogno giornaliero.
- SEGRETO n. 25: le vitamine e i sali minerali sono una parte essenziale del vostro piano alimentare in quanto responsabili dei moltissimi processi che avvengono nell'organismo: assicuratevene la giusta quantità mangiando frutta e verdura.
- SEGRETO n. 26: l'Indice glicemico è un valore assolutamente

da considerare nella vostra alimentazione: per non correre il rischio di andare incontro alla cosiddetta insulino-resistenza, utilizzate cibi dall'Indice glicemico medio-basso e, soprattutto, inserite in ogni pasto una piccola quantità di grassi buoni e di fibre, in modo da poterlo agevolmente ridurre.

- SEGRETO n. 27: il segreto per non accumulare grasso indesiderato è alimentarsi in base a ciò che si è fatto e a ciò che si farà: tenete conto di questa semplice regola.
- SEGRETO n. 28: gli integratori, se utilizzati in modo intelligente possono aiutarvi a migliorare la prestazione consentendo un recupero muscolare più rapido e limitando il rischio di carenze di determinate sostanze come vitamine e sali minerali.

Conclusione

Siamo giunti alla fine. Spero che ciò che avete letto vi sia piaciuto e soprattutto vi abbia divertiti. Ho cercato di farvi capire quanto sia emozionante praticare questa disciplina e quanto sia importante fare una sana attività fisica. I concetti che vi ho dato sono rapportabili a tutti gli sport.

Qualunque sia lo sport che praticate, ricordate questo: fate in modo di emozionarvi, di non farlo solo ed esclusivamente per uno scopo puramente materiale, quale potrebbe essere il voler dimagrire, ma fatelo per le emozioni che esso può darvi. Il mio obiettivo principale era proprio questo.

Ovviamente mi fa piacere se avete perso i chili di troppo, se avete migliorato la vostra condizione fisica, se non avete più il classico fiatone dopo appena una rampa di scale, e che potete nuovamente indossare quel tanto desiderato abito comprato anni fa e che proprio non voleva calzare come desideravate.

Ce l'avete fatta e questo grazie non a un semplice libro, ma grazie alla vostra tenacia e alla voglia di raggiungere la meta finale.

Buon allenamento!

Andrea Malzone

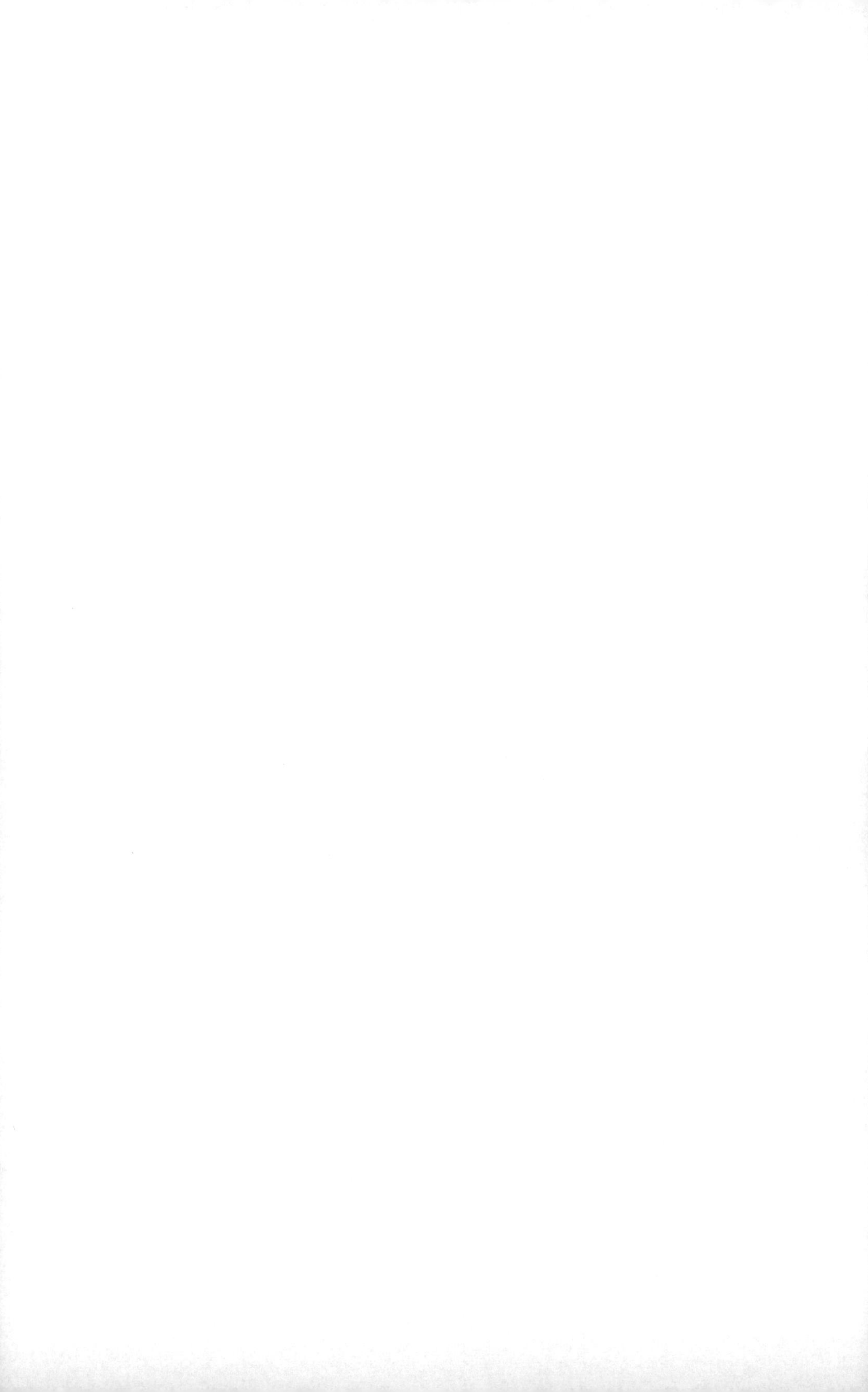

www.ingramcontent.com/pod-product-compliance
Ingram Content Group UK Ltd.
Pitfield, Milton Keynes, MK11 3LW, UK
UKHW022015190726
13853UKWH00005B/1952

9 788861 746220